DE LA
VOIE VAGINALE SANS HYSTÉRECTOMIE

INDICATIONS. — RÉSULTATS OPÉRATOIRES

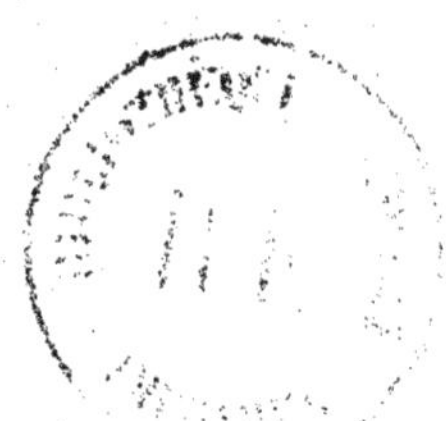

PAR

Le Dr Jean d'HERBÉCOURT

Ancien interne des hôpitaux de Paris

PARIS

G. STEINHEIL, ÉDITEUR

2, RUE CASIMIR-DELAVIGNE, 2

—

1900

DE LA

VOIE VAGINALE SANS HYSTÉRECTOMIE

INDICATIONS. — RÉSULTATS OPÉRATOIRES

IMPRIMERIE A.-G. LEMALE, HAVRE

DE LA

VOIE VAGINALE SANS HYSTÉRECTOMIE

INDICATIONS. — RÉSULTATS OPÉRATOIRES

PAR

Le Dr Jean d'HERBÉCOURT

Ancien interne des hôpitaux de Paris

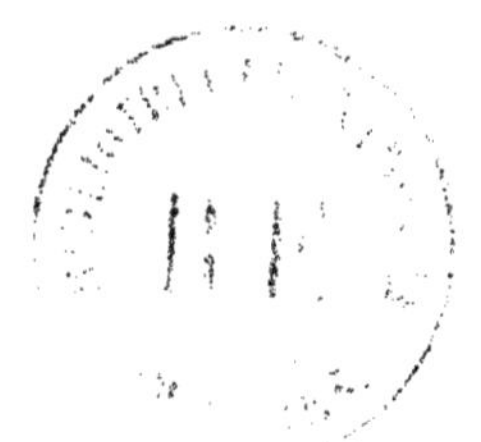

—•‑‑•◦•‑‑•—

PARIS

G. STEINHEIL, ÉDITEUR

2, RUE CASIMIR-DELAVIGNE, 2

—

1900

DE LA

VOIE VAGINALE SANS HYSTÉRECTOMIE

INDICATIONS. — RÉSULTATS OPÉRATOIRES

AVANT-PROPOS

Parmi toutes les voies d'accès, nulle sans aucun doute n'a été autant discutée, tant au point de vue des indications opératoires que des résultats que l'on pouvait en attendre, que la voie vaginale.

Et même en 1894 Landau (1), sur cette question, pensait résumer les hésitations de tous les chirurgiens en s'exprimant ainsi : « L'accord sur les meilleures méthodes opératoires restera difficile à se faire, aussi longtemps qu'on ne s'efforcera pas de désigner de façon précise les affections contre lesquelles on propose un procédé déterminé. »

Les découvertes successives, résultant d'observations plus détaillées, ne tardèrent pas à amener les chirurgiens à la création d'entités différentes ; mais il nous serait

____

(1) LANDAU. *XIe Congrès international des sciences médicales.* Rome, 1894.

impossible, sans nous exposer à des redites, de faire ici l'historique complet de la question et de décrire les alternatives de succès et de discrédit qu'eut à subir la méthode des interventions par le vagin, au fur et à mesure que l'on apprenait à localiser les diverses lésions.

Bien des travaux, jusqu'à ces derniers temps, ont eu pour but d'étudier et d'établir la valeur de l'incision vaginale pour des affections déterminées; les suppurations pelviennes ont soulevé en particulier à ce propos des débats, dont nous aurons à rendre compte au cours de ce travail.

Sans envisager seulement les indications de la colpotomie pour une affection spéciale, il nous a paru intéressant de résumer et d'apprécier ce qu'on pouvait attendre de cette intervention, tant au point de vue facilité opératoire qu'au point de vue des résultats obtenus, dans le traitement des diverses lésions siégeant dans le petit bassin.

M. le Dr Lejars qui, dès le début de nos études, n'a cessé de nous témoigner un intérêt que nous nous efforcerons toujours de mériter, a bien voulu nous guider dans ce travail. C'est à lui que doit revenir le meilleur de ce qu'il contient.

Nous étudierons donc la voie vaginale, sans hystérectomie, au point de vue anatomique, ayant cherché sur le cadavre la justification des procédés diversement employés. Et nous aurons à apprécier le rôle de cette intervention et la valeur que l'on doit lui accorder, en la considérant successivement comme :

1° Voie d'exploration ;

2º Voie de drainage ;

3º Voie d'ablation ;

4º Voie d'accès pour certaines opérations plastiques.

C'est dire que dans chaque chapitre nous aurons à passer en revue des affections différentes ; mais le rapprochement de ces affections n'en rendra, nous l'espérons, que plus facile à comprendre la valeur de la colpotomie employée ainsi dans un but déterminé.

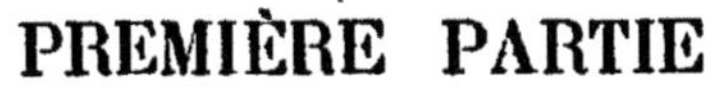

PREMIÈRE PARTIE

Notes d'expérimentation cadavérique.

Répétant sur le cadavre les diverses incisions vaginales, nous avons cherché à nous rendre compte *de visu*, par le ventre, de l'efficacité de ce traitement.

I. — Incision vaginale, voie de drainage.

A. — Incision vaginale postérieure

a) *Rectum vide.* — Nous avons opéré de la façon suivante : le corps étant placé dans le décubitus dorsal, l'abdomen fut d'abord largement ouvert au moyen d'une incision médiane de laparotomie. Toute la masse intestinale fut immédiatement réclinée vers le haut et maintenue à l'aide de compresses.

Les cuisses étant alors fléchies sur le bassin, nous pratiquâmes la colpotomie postérieure. Deux valves antérieure et postérieure furent placées dans le vagin, le col saisi et attiré en bas et en haut par une pince à traction. L'incision fut alors conduite de gauche à droite, au niveau de l'insertion du cul-de-sac vaginal postérieur au col utérin.

Le doigt introduit alors dans l'incision cheminait le long de la face postérieure de l'utérus jusqu'au cul-de-sac péritonéal qui fut incisé à ce moment.

Un gros drain fut placé dans l'incision.

Les jambes furent alors de nouveau allongées et rapprochées, le corps se trouvant toujours dans le décubitus dorsal complet.

Nous reportant alors à l'incision abdominale, l'utérus

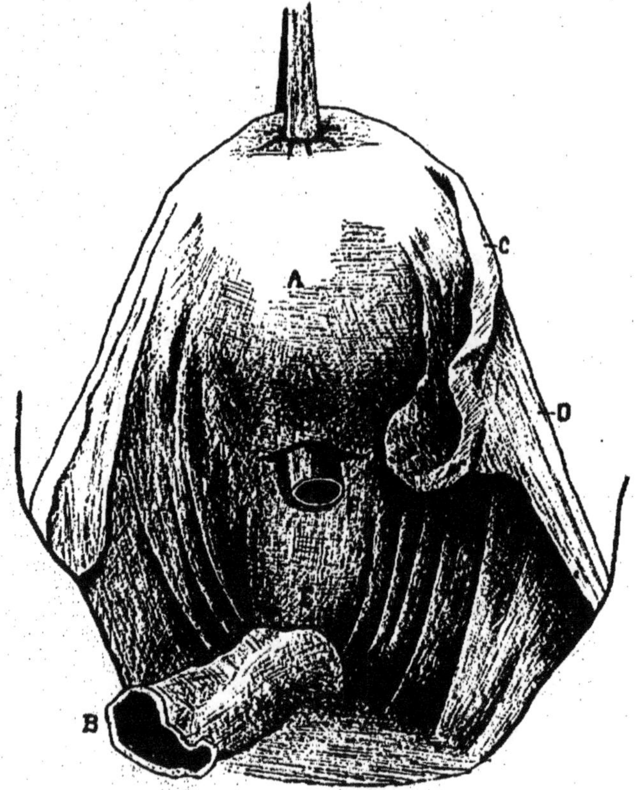

Fig. 1. — A. Utérus fortement relevé verticalement et vu par sa face postérieure. — B. Rectum vide. — C. Trompe utérine. — D. Ligament large tendu. — E. Excavation. — F. Drain entrant dans le bassin par l'incision du cul-de-sac postérieur.

fut fortement récliné en avant et en haut et le drain nous apparut, tel qu'il figure dans la figure 1.

Le rectum était alors en état de vacuité et toutes les expériences constituant cette première partie de nos recherches furent faites dans ces conditions :

Le petit bassin et les organes génitaux étaient normaux.

1º Le drain saillant de 1 centimètre environ en dedans de l'incision, on fit couler dans le petit bassin un filet d'eau pour en remplir la cavité.

Au moment où le niveau du liquide ainsi versé atteignait l'orifice interne du drain et où l'écoulement était assuré par l'intermédiaire de celui-ci, le liquide restant dans la cavité profonde fut mesuré.

A l'aide d'une seringue graduée, on put l'évaluer exactement à 80 centimètres cubes.

Nous fîmes alors pénétrer le drain plus profondément et nous pûmes encore extraire quelques centimètres cubes du liquide ; mais une notable quantité fut absolument impossible à drainer, vu que le niveau était à ce moment situé plus bas que l'orifice du drain.

Avec une sonde rigide, nous fléchîmes alors celui-ci de façon à en faire plonger l'orifice dans la nappe ; mais nous ne pûmes obtenir ainsi aucun écoulement. Le drain se coudant au niveau de l'incision vaginale située sur un plan supérieur au niveau du liquide, comment eût-il pu en être autrement ?

Le volume de la nappe restante fut alors exactement évalué, dans les mêmes conditions que précédemment. Il mesurait 60 centimètres cubes.

C'est donc là le chiffre le plus infime que nous pûmes obtenir, le corps étant dans le décubitus dorsal.

Nous fîmes alors varier les attitudes.

Le corps étant placé dans la position assise, mais cependant non verticale ; les jambes allongées horizontalement ; le rectum, comme précédemment, absolument vide, nous reprîmes la technique précédente.

Faisant saillir intérieurement le drain de 1 centimètre, le petit bassin fut rempli. L'écoulement du liquide par le drain fut obtenu, au moment où la quantité de liquide injecté était exactement de 65 centimètres cubes.

La position précédente fut alors exagérée, le tronc situé verticalement, les jambes horizontales ; il restait dans le petit bassin 40 centimètres cubes de liquide, absolument impossibles à drainer de l'excavation. En faisant d'ailleurs saillir le tube davantage, son orifice se trouvait au-dessus du niveau de la nappe.

Non content de voir, dans ces différentes attitudes, le volume du liquide restant diminuer parallèlement aux situations de plus en plus verticales du tronc, nous fîmes la même expérience, exagérant de plus en plus la verticalité du corps.

Étudiant alors ce qui se passait dans la position demi-assise, cuisses pendantes en dehors du lit, nous vîmes le volume du liquide restant, indrainable en quelque sorte, s'abaisser à 20 centimètres cubes.

Dans la position tout à fait verticale, cuisses pendantes, rectum toujours vide, le résidu fixe était de 10 centimètres cubes.

Le drain d'ailleurs, dans ces diverses situations, était de plus en plus retiré vers le bord de l'incision vaginale, à mesure que les positions du corps devenaient plus verticales, et les chiffres que nous venons de citer sont bien l'équivalent exact du volume de liquide impossible à retirer avec le drain, même en en faisant varier la profondeur.

La progression, d'ailleurs, des nappes restantes est symétrique et graduelle, et nous pouvons en conclure que plus le tronc se rapproche de la verticale, plus l'effet du drain se trouvera efficace. La situation assise chez les opérées, drainées par le vagin, a d'ailleurs été déjà préconisée et nous paraît pouvoir être utilisée en pratique.

b) *Rectum distendu.* — On ne manquera pas de nous objecter que nous opérions sur le cadavre, et que dans les conditions précédentes nous agissions dans un petit bassin absolument vide. Nous ne pouvions nous rendre compte de l'effet produit par la présence de l'intestin.

C'est pourquoi dans une deuxième série d'expériences ayant obturé hermétiquement l'anus, nous fûmes amené à envisager les variations produites par la distension du rectum, dans les chiffres précédents.

Le corps fut alors placé dans la première situation, c'est-à-dire dans le décubitus dorsal, les jambes allongées et rapprochées.

Une boutonnière fut pratiquée au gros intestin au niveau du côlon descendant, et une injection fut poussée dans le rectum par l'intermédiaire du côlon ilio-pelvien.

Le drain saillant de 1 centimètre et la distension du rectum poussée jusqu'à ce que cet organe affleure l'extrémité du drain et entre en contact avec lui, on remplit à nouveau l'excavation.

L'écoulement du liquide se produisit par le drain lorsque l'on eut injecté 10 centimètres cubes. En imprimant ensuite quelques mouvements au drain, on arrivait encore à retirer quelques centimètres cubes ; le résidu fixe fut alors exactement mesuré et reconnu équivalent à 5 centimètres cubes.

L'expérience fut d'ailleurs poussée plus loin : on fit saillir le drain de 3 centimètres environ ; le rectum fut vidé par l'anus rendu perméable. On pratiqua ensuite à nouveau l'obturation de cet orifice et on remplit de liquide le petit

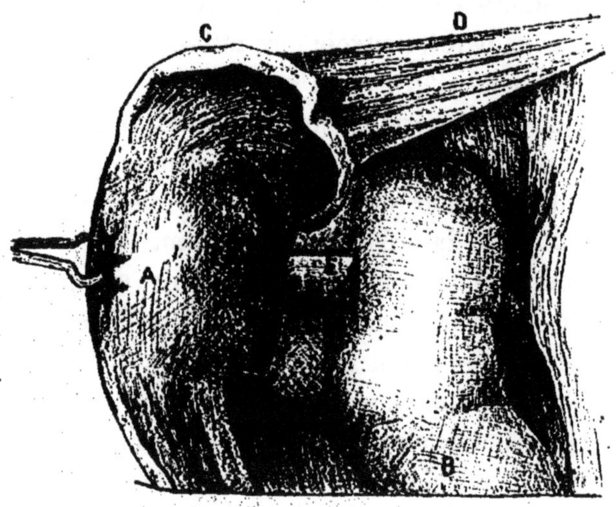

Fig. 2. — A. Utérus relevé vers la symphyse pubienne. — B. Rectum distendu dont l'anse remplit l'excavation. — C. Trompe. — D. Ligament large. — E. Drain reposant directement sur le rectum.

bassin. Une injection fut poussée comme précédemment dans le rectum, et, cet organe étant alors distendu à fond, on vit le drain se soulever, la cavité s'effacer complètement, occupée qu'elle était par l'organe, et s'assécher instantanément. Tout le liquide passa par le drain, dont le fonctionnement devint alors parfait dans ces conditions.

On pourra se rendre compte aisément de ce phénomène en étudiant notre figure 2.

Le drainage du petit bassin par une incision de colpotomie postérieure n'est donc absolu et parfait qu'avec l'aide
de la distension du rectum. Il faudrait, pour obtenir un
résultat plus satisfaisant, abandonner l'incision recommandée à la face postérieure du col, en suivant la face postérieure de l'utérus comme guide, pour inciser en plein
cul-de-sac postérieur. Cette modification n'assurerait quand
même pas, à elle seule, une réussite notablement supérieure.

Il ne faut pas croire, d'ailleurs, que la colpotomie est
effectuée, dans la pratique, dans des conditions identiques
à celles dans lesquelles nous nous sommes placé. Dès
maintenant nous voulons signaler les difficultés que l'on
peut voir surgir devant soi.

Les premières résident dans les variations que présentent,
suivant les malades, les parties molles et la symphyse
pubienne. L'orifice vulvaire est plus ou moins dilatable,
plus ou moins extensible, et nous aurons à citer des cas où
l'intervention fut rendue impossible par cette diminution
du champ opératoire.

L'étroitesse ou la longueur du vagin sont autant
d'obstacles que parfois il n'est pas aisé de franchir, et
si l'on ajoute à cela que chez certaines femmes la symphyse pubienne est large et fortement inclinée en avant, on
comprendra comment parfois, dès le début de l'opération,
le chirurgien se trouve placé dans de mauvaises conditions
de réussite.

Les difficultés les plus considérables se trouvent cependant produites justement par les lésions des organes sur
lesquels on opère. L'utérus adhérent, enclavé, est impos-

sible à abaisser ; les annexes fixées aux organes voisins, soit intestin, soit épiploon, restent souvent en dehors de la zone d'action directe où peut travailler le doigt qui ne peut qu'à peine atteindre les lésions. Nous comprenons bien que lorsqu'il suffit d'inciser seulement une grosse masse fluctuante et saillante dans le vagin, ce fait n'ait qu'une moindre importance ; nous savons que la palpation bimanuelle est un adjuvant précieux ; mais il n'en est pas moins vrai que cette immobilisation des organes est un gros obstacle, comme nous le verrons plus loin, aux opérations pour lesquelles on a voulu préconiser la voie vaginale.

Il est, d'ailleurs, un fait intéressant à signaler : lorsque l'on incise une grosse collection supra-vaginale, ou soulevant même la paroi de. cet organe, on tombe dans une cavité dont les parois sont loin d'avoir toujours la même consistance.

Si l'inflammation est récente ; si les adhérences qui circonscrivent le foyer ne sont pas encore d'une consistance notable, on comprend bien qu'aussitôt l'écoulement du liquide par l'incision, la cavité ait tendance à disparaître, les anses intestinales reprenant aussitôt leur situation primitive. C'est là, d'ailleurs, un adjuvant précieux au drainage. Nous aurons à contrôler ce fait dans nos observations, et particulièrement dans l'incision des hématocèles.

Tout autrement se comportent les parois des foyers de suppurations anciennes. Il y a là souvent de véritables cavités, organisées en quelque sorte, dans lesquelles on retrouve ou non les annexes malades libres ou adhérentes. Si l'on ajoute que, dans ces cas, le rectum est comprimé par la tumeur, il faudra s'attendre à obtenir du drainage des effets moins satisfaisants, et cela sans envisager qu'il reste encore à ce moment dans l'excavation la cause première de l'infection.

B. — Incision vaginale antérieure

Quant à l'incision vaginale antérieure, on comprendra qu'au point de vue drainage, elle donne des résultats bien inférieurs à la précédente.

L'incision postéro-latérale, préconisée encore tout récemment par Stratz (1), et sur laquelle nous aurons à revenir, offre des avantages identiques à l'incision postérieure.

(1) H. STRATZ (den Haag). Kolpotomia lateralis. *Centralbl. f. Gynäk.*, 1899, n° 38, p. 1166.

A. — Colpotomie postérieure

Ayant pratiqué sur le cadavre l'incision classique, nous avons, à l'aide d'un clamp introduit dans la plaie vaginale, mesuré la distension que l'on pouvait produire par l'écartement forcé de ses branches.

La dilatation transversale maxima mesure en moyenne 5 centim., admettant trois travers de doigt.

La dilatation verticale maxima est d'ailleurs identique, égalant aussi 5 centimètres.

Introduisant alors dans la plaie un spéculum à quatre branches, nous avons constaté que la circonférence d'un corps passant librement par cette voie mesurait 15 centim. (voir notre fig. 3).

Ces chiffres d'ailleurs peuvent, suivant les cas, suivant la dilatabilité plus ou moins grande des lèvres de l'incision, subir quelques variations. Mais on ne peut guère envisager des proportions notablement plus grandes sans production de déchirure et de délabrement forcé de la région.

Tel est donc le volume d'un corps dont on pourra sans morcellement faire l'ablation par la colpotomie postérieure.

Profitant alors de cette voie ouverte, nous avons saisi les annexes par une pince à traction et avons cherché à en faire l'extirpation.

Rappelons encore que nous opérions sur des organes.
normaux.

Attirant alors la trompe et l'ovaire par l'incision vagi-

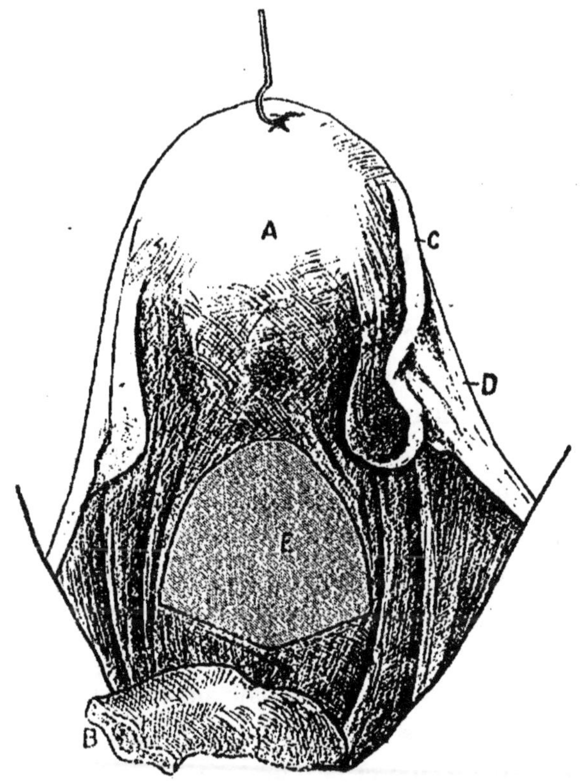

FIG. 3. — A. Utérus attiré en haut. — B. Rectum. — C. Trompe. — D. Ligament large. — E. Large orifice résultant de la dilatation extrême faite par le passage à travers l'incision vaginale d'un spéculum à quatre branches.

nale postérieure, faisant même basculer l'utérus dans la
plaie, nous avons pu nous rendre compte de la difficulté
que l'on éprouve à poser le clamp près de la corne

utérine. Regardant en effet, au moment de la traction, le ligament large par l'incision de laparotomie, on constate que son bord supérieur est tendu et qu'il est le seul obstacle à l'abaissement plus complet des annexes. On pourra se rendre compte aisément de ce fait sur notre planche n° 5, faite au point de vue de la colpotomie antérieure.

Dans ces conditions, même en s'aidant de mouvements de torsion forcée, on n'arrive à poser le clamp qu'à 1 centim. au moins de la corne utérine.

Tout autre fut le résultat obtenu par la manœuvre suivante : sectionnant le bord du ligament large, on peut aisément luxer la corne utérine dans l'orifice de colpotomie et mettre le clamp à ce niveau.

Il est inutile de dire que cette deuxième manœuvre ne peut se faire dans une opération qui s'exécute seulement par le vagin, mais il est intéressant de constater que l'on est exposé dans l'ablation des annexes par voie vaginale, à laisser une partie de la trompe, peut-être malade, accolée à l'utérus.

Considérant alors les dégâts produits au cours de la dilatation extrême de l'incision vaginale postérieure faite par le passage d'un corps résistant, nous avons cherché le siège de l'artère utérine et de l'uretère.

Notre dissection a donc porté à ce niveau sur les côtés de l'orifice.

Notre figure 4 nous montre la distance qui sépare ces deux organes des lèvres de l'orifice vagino-pelvien ainsi créé.

L'artère utérine s'en trouve à 6 millim. environ, mais il

est important de constater que l'incision vaginale primi-

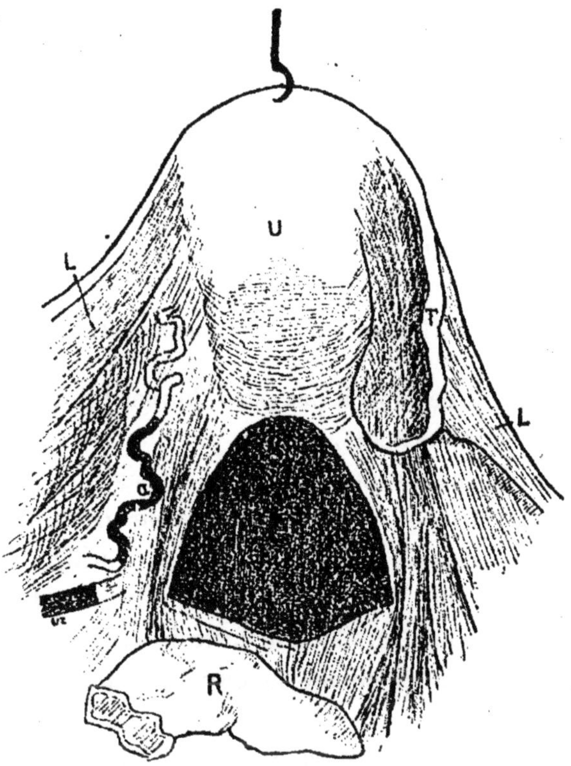

Fig. 1. — U. Utérus récliné en haut comme dans la figure 3. — T. Trompe droite. — L. Ligaments larges. — C. Orifice d'effondrement du cul-de-sac postérieur. — R. Rectum. — *a*. Artère utérine disséquée dans la région. La partie en pointillé indique sa direction en dehors de la région disséquée. — *u*. *r*. Uretère à son croisement avec l'utérine. Même explication pour la partie en pointillé.

tive ne portait que sur l'insertion du cul-de-sac postérieur, décollée au doigt, puis agrandie par lacération.

Il est donc à craindre que si latéralement on poursuivait l'incision, sans la maintenir directement transversale, on intéresserait de suite l'artère. Nous savons qu'on peut la reconnaître à ses battements, que, comme nous allons le voir, certains chirurgiens prétendent l'éviter sûrement ; il n'en est pas moins vrai qu'il ne faudrait pas se départir des précautions mentionnées.

Quant à l'uretère, le point où il croise l'artère utérine est situé à 3 millim. environ en dehors, et paraît, de par sa direction, plus facile à éviter à ce niveau.

B. — COLPOTOMIE POSTÉRO-LATÉRALE

Cette incision ne nous a pas paru donner beaucoup plus de jour que la précédente.

La voie d'accès mesure aussi dans ce cas 5 à 7 centim. et il faut admettre que Stratz (1) opérait sur un vagin particulièrement dilatable, puisque, par un orifice trouvé semblable par lui, il put retirer un fibrome de 12 à 15 centim. de diamètre. C'est là juste le chiffre que nous trouvons, mais en calculant la circonférence au lieu du diamètre.

Rappelons en un mot comment cet auteur conseille d'opérer par cette voie : après avoir placé deux longs écarteurs, l'un dans le cul-de-sac antérieur, l'autre dans le cul-de-sac postérieur, et reconnu l'utérine à ses battements, il faut pratiquer immédiatement en arrière de l'artère et parallèlement à sa direction, une incision transversale de 5 à 8 centimètres commençant à la partie postéro-latérale du col. Par cette incision le doigt peut aborder le paramètre, le décoller facilement dans toute sa

(1) STRATZ. *Loco citato.*

hauteur et reconnaître à la fois l'utérine, l'uretère et les lésions annexielles. En employant des écarteurs pour élargir la plaie, il est même possible de contrôler de l'œil la manœuvre des doigts ; ceux-ci suffisent presque toujours seuls à circonscrire les lésions et à les amener dans le vagin. Le péritoine ne court la plupart du temps aucun danger, car il fuit sous le doigt ; la perte de sang est presque nulle.

Suivant cet exposé, cette voie serait donc de beaucoup la plus facile au dire de l'auteur. Elle aurait le grand avantage de respecter toujours le péritoine ; nous avons peine à le croire d'une façon aussi absolue et surtout lors de cas d'adhérences et de foyers purulents.

Quoi qu'il en soit, la blessure de l'utérine et de l'uretère ne nous paraît pas si facile à éviter dans tous les cas ; l'intervention ne nous paraît exécutable sans inconvénients que dans des cas latéraux bien déterminés et ne nous paraît pas créer une voie d'ablation nettement plus considérable que la colpotomie postérieure, sauf pour les tumeurs du ligament large.

C. — Colpotomie antérieure

Le sujet étant placé dans la position initiale, le vagin dilaté par deux valves antérieure et postérieure, le col fut attiré par une pince en bas et en arrière.

Incision transversale au niveau de la face antérieure du col, dirigée de gauche à droite et désinsérant à ce niveau le cul-de-sac antérieur.

Décollement au doigt, le long de la face antérieure de

l'utérus ; la vessie est isolée et maintenue en haut ; le cul-de-sac péritonéal apparaît et est ouvert.

L'on pratique alors la laparotomie et, l'intestin une fois récliné en haut et maintenu par des compresses, on aperçoit nettement l'incision.

Nous avons dit précédemment ce que nous en pensions au point de vue drainage, et ne l'envisageons dans ce cas que comme voie d'ablation.

On sait aussi combien la colpotomie antérieure a été préconisée comme opération exploratrice. Nous y reviendrons dans le cours de ce travail.

Ayant introduit, comme dans nos autres recherches, un clamp dans la plaie vaginale ainsi produite, on en chercha la dilatation maxima grâce à l'écartement des deux branches du clamp.

La dilatation transversale, horizontale maxima ainsi obtenue, fut mesurée par l'abdomen et trouvée égale à 3 centim. et demi.

Changeant alors la direction des branches de l'instrument, la dilatation produite par leur écartement maximum vertical fut mesurée également par l'abdomen et donna le chiffre de 3 centim., c'est-à-dire légèrement inférieur au précédent.

Remarquons de suite que ces mensurations nous montrent que la dilatation maxima du cul-de-sac antérieur est moins considérable que celle du cul-de-sac postérieur. Ces résultats, obtenus par le même procédé, ne donnent donc pas lieu d'espérer que la voie antérieure est préférable pour l'ablation de tumeur de volume moyen.

C'est pourquoi poursuivant l'incision latéralement, nous

la fîmes porter de chaque côté sur le cul-de-sac correspondant. Poursuivie ainsi jusqu'aux artères utérines, elle nous donna un espace mesurant exactement 4 centim. et demi, un de plus par conséquent que précédemment.

La distance bi-urétérique était d'ailleurs sensiblement égale ; mais il est un fait à signaler, c'est que cette distance augmentait légèrement lorsque l'on exerçait sur l'utérus une traction dirigée en bas. Dans ces mouvements d'abaissement de l'organe vers le vagin, le cul-de-sac antérieur se trouve relâché et donne ainsi une voie d'accès plus facile et plus large.

L'ablation des trompes fut alors pratiquée par cette voie, et c'est cette intervention que nous avons voulu représenter dans notre figure 5.

L'on remarquera, de même que nous l'avons dit antérieurement, à propos de la colpotomie postérieure, le rôle joué par le bord supérieur du ligament large.

La pince attire les annexes dans l'incision vaginale, et l'effet de cette traction s'exerce aussi sur l'utérus par l'intermédiaire de la corne utérine. L'organe, qui commence un mouvement de bascule en avant, ne se trouve plus disposé transversalement comme dans la normale.

Son diamètre transversal est dirigé obliquement en bas et à droite.

La trompe subit un mouvement de torsion par-dessus l'ovaire, dont une partie se voit encore en dessous d'elle. Le ligament large participe considérablement à ce mouvement, et l'on voit là bride saillante, tendue, formée par le bord supérieur de ce ligament, qui constitue l'obstacle à l'abaissement des annexes dans le vagin.

Cet abaissement ne se trouverait réalisable d'une façon complète que par la section dont nous avons parlé précédemment ; section malheureusement impossible à pratiquer

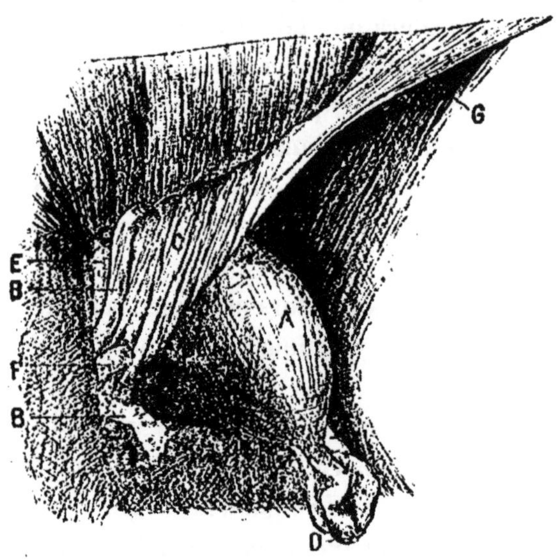

Fig. 5. — A. Utérus placé en oblique par la traction exercée sur les annexes droites. — B. Trompe tordue au cours de la traction exercée. — C. Ligament large en torsion. — D. Trompe gauche. — E. Ovaire droit apparaissant sous la trompe. — F. Pince attirant les annexes dans l'incision vaginale antérieure. — G. Bord libre du ligament large constituant l'obstacle à la descente des annexes.

d'une façon certaine au cours d'une opération par le vagin.

Résumant donc ainsi nos recherches, nous pouvons dire que le drainage parfait de la cavité pelvienne ne se produit qu'à condition que le rectum soit en état de distension ; que la position assise est préférable pour les malades opérées et drainées par cette voie.

L'incision postérieure est encore de toutes les incisions

vaginales celle qui donne le champ opératoire le plus vaste.

La colpotomie postéro-latérale n'est préférable que dans les cas de tumeurs moyennes, nettement latérales et supposées sous-péritonéales.

Le bord supérieur du ligament large est l'obstacle réel à l'abaissement des annexes libres par le vagin.

L'artère utérine et l'uretère ne seront épargnés, lorsque l'on cherche la dilatation extrême, qu'à la condition de produire celle-ci non par incision, mais par distension progressive des tissus.

DEUXIÈME PARTIE

CHAPITRE PREMIER

La voie vaginale, voie d'exploration.

Il faut déjà, comme nous le verrons tout à l'heure, en étudiant l'historique de la voie vaginale, chercher à une époque beaucoup plus rapprochée de nos jours pour trouver l'emploi de cette méthode au point de vue exploration des organes du petit bassin.

Cette nouvelle application ·de cette voie, employée depuis si longtemps contre les suppurations, ne pouvait se produire qu'au moment de l'application à toute opération chirurgicale des découvertes antiseptiques.

Czerny fut le premier, en 1879 au dire de Martin, à atteindre par le vagin les annexes malades et à pouvoir en explorer ainsi les lésions.

Les chirurgiens français donnèrent alors l'essor à ce nouveau procédé. Péan, Segond, Richelot, Bouilly, Doyen étaient bientôt suivis en Allemagne par Zweifel, Sänger, Mackenrodt et Dührssen.

Segond (1), en 1892, publiait trois cas d'erreur de diagnostic qui démontraient la valeur comme voie d'exploration de l'incision vaginale. Il avait pu par cette voie reconnaître exactement les lésions et utiliser aussi-

---

(1) Segond. *Annales de gynécologie et d'obstétrique*, 1892, t. I, p. 1202.

tôt ce champ opératoire pour le traitement approprié.

Le premier cas était un kyste de l'ovaire, pris pour un fibrome avant l'intervention, et dont il put pratiquer l'ablation.

Le second cas était une hématocèle, diagnostiquée suppuration salpingo-pelvienne, et qu'il draina par cette voie.

La troisième malade était atteinte de tumeurs ovariennes végétantes qu'il enleva aussi par le vagin. Le diagnostic, dans ce cas, avait été celui de fibrome.

Cet auteur n'hésitait pas à dire à ce moment qu'aussitôt qu'une lésion paraissait accessible par le vagin, c'est par là qu'il fallait attaquer.

Bien d'autres auteurs partageaient déjà cet avis. H. T. Byford (1) ne faisait que reprendre l'exemple donné par Atlee (2), et Gaillard Thomas (3); Bouilly et Vallin (4), suivis par Laroyenne (5) et Goullioud (6), se déclaraient nettement partisans de cette voie. Citer en ce moment les noms de tous ceux qui dès cette époque s'occupèrent de la question, serait nous exposer à les répéter à notre chapitre de la voie d'ablation.

Il faut nous arrêter cependant aux communications faites au *Congrès de gynécologie, d'obstétrique et de pédiatrie de Bordeaux* (8 août 1895).

(1) H. T. BYFORD. Removal of the uterine appendages and small ovarian tumeurs by vaginal section. *Am. Journal of Obst.*, avril 1888.

(2) Cité par GOODEL in *Archives de Tocologie*, trad. DE SOYRE.

(3) *Maladies des femmes*, trad. LUTAUD.

(4) VALLIN. Thèse de Paris, 1887.

(5) LAROYENNE. De l'ablation par le vagin des annexes de l'utérus enkystées dans une pelvi-péritonite. *Ann. de gyn.*, juillet 1893.

(6) GOULLIOUD. Extirpation vaginale et unilatérale de petits pyosalpinx. *Lyon médic.*, 18 décembre 1892 et 29 janvier 1893.

Pichevin venait alors résumer la question, en défendant de préférence la voie vaginale postérieure. Il se basait sur ce fait que l'hémostase était complète dans ce cas, grâce à des pinces placées à demeure sur les pédicules et qui supprimaient les ligatures. Cette voie d'accès était donc rendue plus facile.

Dührssen cependant avait déjà érigé en méthode la cœliotomie antérieure.

Il se contentait comme champ d'exploration de la brèche produite par une incision transversale du cul-de-sac antérieur, suivie immédiatement de l'ouverture large du cul-de-sac péritonéal. Il y joignit plus tard une seconde incision transversale en T.

Un troisième procédé était alors recommandé et pratiqué par Mackenrodt. Il était destiné à donner plus de jour, à ouvrir un champ opératoire plus grand, plus étendu, et était alors désigné par son auteur sous le nom de élytrotomie médiane antérieure.

La vessie est alors séparée du vagin sur une longue étendue, on crée deux volets vaginaux latéraux, on dédouble la cloison vésico-vaginale, on ouvre le péritoine le plus tôt possible, et soit avec des pinces, soit avec des fils placés sur la ligne médiane et de bas en haut, on arrive à faire basculer l'utérus, à faire sortir le fond de l'organe à travers l'incision vaginale (1). Les annexes sont alors visibles, le petit bassin peut être entièrement exploré, si la rupture des adhérences est possible.

La voie est assez large pour permettre même l'ablation

(1) PICHEVIN. *Congrès gyn. Bordeaux.*, août 1895.

de tumeurs cancéreuses utérines ayant envahi le vagin.

Martin (de Berlin) vantait aussi la voie antérieure au *Congrès de la Société allemande de gynécologie* (juin 1895).

Bouilly, au contraire, défendait l'incision postérieure, plus facile et plus simple comme voie d'exploration, réservant la voie antérieure pour des indications spéciales.

Ce n'était pas l'avis de Le Dentu, qui reconnaissait à l'incision de Mackenrodt des avantages considérables, étonné de la facilité avec laquelle par cette voie l'on pouvait pratiquer un examen rapide et facile des lésions.

Tous cependant étaient loin d'être unanimes à louer la colpotomie et à lui accorder cette valeur pour le diagnostic des affections pelviennes. Gredinger, parlant de la salpingectomie, disait en propres termes : « La laparotomie a sur la colpotomie l'avantage de permettre un examen complet des organes et par suite une intervention strictement limitée aux parties malades. » Il faisait ainsi allusion à ces procédés nouveaux qui, dans certains cas appropriés, permettaient de ne pratiquer que l'ablation de la trompe en respectant l'ovaire. Ce n'est pas à dire cependant d'une façon absolue que l'on ne puisse être conservateur en opérant par en bas ; mais il est sûr que si la voie vaginale permet dans certains cas une exploration suffisante, dans d'autres, comme nous le verrons, elle devient irréalisable lorsqu'elle s'adresse à des lésions anciennes très adhérentes.

Dührssen (1) nous paraît donc avoir une opinion plus

---

(1) Dührssen. *Centrabl. f. Chir.*, 1899, p. 571.

avancée que celle que les quelques faits que nous allons
envisager, nous permettent d'avoir, et quand il dit que
l'ouverture de la cavité abdominale par le cul-de-sac antérieur du vagin peut être en état de remplacer la laparotomie
ventrale dans 70 p. 100 de la totalité des cas, nous
n'osons partager entièrement son avis. Nous savons que
cette voie est reconnue plus bénigne, que la durée de traitement est généralement moindre, que la mortalité sur les
5o3 cas connus de Dührssen fut de 3 p. 100.

Cela ne nous empêchera pas de dire que la colpotomie
vaginale est une voie d'exploration suffisante seulement
lorsqu'elle s'adresse à des lésions, d'adhérences ou de
volume moyen, qu'elle permet d'atteindre et de traiter
instantanément.

Doyen (1) émet en 1897 un avis, que nous sommes bien
près de partager, en faisant de la colpotomie antérieure
l'opération exploratrice par excellence de la cavité pelvienne, le procédé de choix pour détruire les adhérences,
mais en faisant ses réserves sur la direction que l'on peut
être obligé de prendre après ces constatations.

Sabino Cœlho (Lisbonne) au *Congrès de Genève* et, plus
récemment, Fraisse s'en déclaraient partisans.

Nous allons trouver dans l'observation suivante la justification du procédé par voie postérieure directe pour le
diagnostic des lésions annexielles.

(1) DOYEN. *Douzième Congrès des sc. médic.*, Moscou, 1897.

Obs. I. — *Colpotomie postérieure exploratrice. — Guérison.*

(Service de M. le Dr LEJARS.)

Mme M..., 28 ans. Métrite cervicale ancienne, névralgies pelviennes.

Très nerveuse, souffre depuis plusieurs années de douleurs pelviennes pour lesquelles elle a été soumise à divers traitements. Règles irrégulières, douloureuses. Pertes blanches. Sensation de pesanteur continue et de tiraillements aigus dans le bas-ventre, surtout à gauche et dans les reins.

A l'examen, on trouve un col gros, entr'ouvert ; un utérus de volume à peu près normal, légèrement basculé en arrière. Dans le cul-de-sac gauche, on réveille une douleur très vive, mais on ne sent qu'une petite masse qui paraît être l'ovaire. A droite, on réveille de même de la douleur sans trouver non plus de tuméfaction annexielle appréciable.

OPÉRATION le 10 mars 1898. — Après curettage, colpotomie postérieure ; on explore aisément les annexes des deux côtés qui sont saines : ovaires petits, non kystiques, légères adhérences. On referme l'incision du cul-de-sac vaginal.

Amputation du col.

Guérison. — La malade a été revue depuis en très bon état.

Cette observation nous montre nettement la valeur d'une simple incision vaginale exploratrice. Étant donnés les symptômes éprouvés par la malade et la douleur

ressentie en un point nettement limité au cours du toucher,
l'on pouvait croire à des lésions plus étendues. Nous savons
que la laparotomie eût permis également de préciser d'une
façon certaine le degré de l'affection, mais on conviendra
que dans ce cas, une incision vaginale permettant, en
outre de sa bénignité, de rompre les adhérences, cause des
douleurs, est préférable à une cicatrice abdominale et à
un repos ultérieur forcément plus prolongé.

Elle nous montre en outre la facilité d'agir par le cul-de-
sac postérieur.

Un autre cas nous fit encore apprécier les bons effets
de la voie d'exploration vaginale ; cette observation n'a
plus trait au diagnostic des lésions ovaro-salpingiennes.
Le diagnostic était au contraire fibrome de la paroi antérieure de l'utérus.

Obs. II. — *Colpotomie antérieure exploratrice. — Guérison.*

(Service de M. le Dr Lejars.)

Mme B..., 27 ans. Entrée à Beaujon le 20 juin 1895.

Métrite ancienne, hémorrhagique. Gros utérus dont le
fond soulève le cul-de-sac antérieur. On pense à un
fibrome.

Opération, le 29 juin 1895. — Colpotomie antérieure ;
décollement progressif de la face antérieure de l'utérus,
ouverture du cul-de-sac péritonéal ; la tumeur ne se sent
plus (il s'agissait d'une simple antéflexion qui s'est redressée
sous la traction du col). Rien aux annexes, qu'on sent
assez bien par la brèche vaginale, mais qu'on ne voit pas.

Amputation du col. On laisse en avant un petit orifice, par lequel passe une mèche iodoformée. Tamponnement vaginal.

Sort *guérie* le 20 juillet 1895.

L'incision exploratrice, dans ce cas, permit de conserver l'organe sain, et nous confirme dans la supériorité de cette intervention à l'hystérectomie que l'on aurait pu faire d'emblée.

L'erreur avait été d'autant plus facilement commise que des pertes hémorrhagiques fréquentes existaient depuis longtemps et que l'antéro-flexion utérine était fixe. Il est intéressant de constater aussi que l'on put sentir, mais non voir les annexes ; nous sommes donc en désaccord sur ce point, dans cette observation, avec les auteurs précédents. La déviation utérine, en outre, ne s'est pas reproduite.

Nous citerons à la fin de ce travail deux observations, nous démontrant encore la facilité par ce procédé de la précision du diagnostic.

Mais n'y a-t-il pas lieu de formuler des réserves ; devra-t-on agir par voie vaginale dans l'espoir de toujours pouvoir acquérir par là une certitude absolue ? Nous ne le croyons pas.

Tout d'abord le volume de l'utérus et les adhérences qui peuvent l'immobiliser peuvent être, dans certains cas, des obstacles infranchissables à la bascule de l'utérus en avant, quand on a choisi la voie antérieure, à la perception bien nette des annexes, quand on a choisi la voie postérieure.

Il n'est pas indifférent, comme nous le verrons dans des observations ultérieures, d'ouvrir la cavité péritonéale en rompant des adhérences, de faire saigner de l'épiploon. Et lorsque l'on soupçonne la possibilité de ces complications, nous ne croyons pas que l'on soit autorisé à faire une brèche vaginale inutile, pour être forcé quand même d'agir par un autre procédé.

Martin même le disait au Congrès de la *Société allemande de gynécologie* en 1895 : « Lorsque les annexes sont adhérentes aux parois postérieures du Douglas, il est préférable d'avoir recours à la voie abdomidale. »

Quant au volume des organes à reconnaître, nous croyons qu'il ne doit pas excéder celui du poing. Ayant affaire à une masse solide plus grosse, il est inutile de la reconnaître par une intervention spéciale, si bénigne qu'elle soit, puisque la voie choisie ne pourrait permettre de terminer par là l'opération.

L'hystérectomie vaginale dans les suppurations annexielles, doubles, perd chaque jour du terrain et il n'est pas douteux pour nous que la laparotomie permette seule de se rendre un compte exact des lésions et de pratiquer en pleine connaissance de cause l'intervention nécessaire ; mais lorsqu'on a recours à l'hystérectomie vaginale, on se trouvera bien dans maintes circonstances, alors même que l'examen paraîtrait indiquer nettement la bilatéralité des lésions, de commencer par ouvrir le cul-de-sac postérieur et de s'assurer au doigt, par un palper direct, du bien fondé de cette appréciation. C'est là une pratique qui est devenue une règle pour un bon nombre de chirurgiens.

La colpotomie postérieure nous paraît offrir une voie

d'exploration plus commode, sans qu'il y ait besoin de faire basculer l'utérus.

La colpotomie antérieure permet, lorsqu'elle est réalisable jusqu'au bout, de bien constater *de visu* les lésions.

La voie vaginale exploratrice est une bonne opération dans des cas choisis, comme ceux que relatent nos observations.

CHAPITRE II

La voie vaginale, voie de drainage.

Selon Bourdon (1), Callisen fut le premier qui ouvrit par la voie vaginale un abcès pelvien. Son exemple fut bientôt suivi par Macarn (1788) (2), Pelletan, Velpeau (3), Récamier, Dupuytren (4).

L'incision inguinale de Laumonier (5), de Rouen, était alors déconsidérée.

Ces chirurgiens n'entraînèrent pas d'ailleurs à leur suite les avis unanimes ; Aran, Becquerel et d'une façon moins formelle Gaillard Thomas, de Sinéty, Gallard restaient encore réservés.

Récamier, Demarquay inventaient des instruments spéciaux pour attaquer les collections, préférant le trocart au bistouri. Chassaignac devait encore, en créant un nouvel instrument, en répandre la pratique. Schrœder (6) et Emmett (7), au contraire, vantaient l'incision.

Survint l'opération de Lawson Tait en 1872, qui

(1) Bourdon. *Revue médicale*, 1841.
(2) In Morély. Thèse de Paris, 1900.
(3) Velpeau. *Méd. opér.*, t. V, p. 850, 1837.
(4) Dupuytren. *Leçons orales*, t. III, 1839.
(5) Laumonier. *Histoire de la Société royale de médecine*, 1782, t. V, p. 299.
(6) Schrœder. *Mal. des org. gén. de la femme*, 1885.
(7) Emmett. *Pratique des maladies des femmes*, 1887.

enlevait par le ventre un ovaire atteint de suppuration chronique. La voie vaginale tomba alors presque dans l'oubli, battue en brèche dans la thèse de Monprofit (1).

Ce n'est pas notre sujet de rappeler tous les travaux faits par les laparotomistes à cette époque, mais bientôt Pozzi (2) reprenait l'ancienne incision de Laumonier, qui avait été tirée de l'oubli par Roser et pratiquée par Hégar.

La laparotomie sous-péritonéale de Terrillon était créée.

Laroyenne vantait à nouveau la voie vaginale en décrivant une opération en trois temps : 1° ponction à l'aide du trocart à canule ; 2° débridement, à l'aide du métrotome de Simpson ; 3° hémostase. Byford préconisait le rectum comme voie d'accès.

D'autres voies étaient aussi explorées : l'incision périnéale par Zuckerkandl (3), la voie sacrée par Hégar et Wiedow.

A ce moment, en 1887, Péan faisait la première hystérectomie vaginale pour suppuration pelvienne, Segond suivait cet exemple, et vu le renom qu'eut à nouveau la voie vaginale, Baudron (4) pouvait dire que c'était « la substitution pure et simple de l'hystérectomie à la laparotomie dans toutes les lésions inflammatoires bilatérales des annexes ».

Ce qui nous intéresse, c'est de voir que la voie vaginale était exaltée à nouveau.

Goullioud (5), élève de Laroyenne et de Bouilly, reprenait

<hr>

(1) MONPROFIT. Thèse Paris, 1888.
(2) POZZI. *Bull. Soc. chir.*, 14 avril 1886, p. 224.
(3) ZUCKERKANDL. *Wiener med. Presse*, 1889, n° 7 et 12.
(4) BAUDRON. Thèse de Paris, 1894.
(5) GOULLIOUD. *Congrès français de chirurgie*, octobre 1889.

la question de l'incision pour en déterminer les avantages.

Ce fut alors une série de travaux sur la colpotomie (1) que nous ne pouvons que citer dans cet ouvrage, dont nous aurons d'ailleurs à reparler ultérieurement : Vincent et son élève La Bonnardière, Tuffier et Rodriguez (2), Pozzi (3), Kelly de New-York, Rosenblat (4), Phocas (5), Reynier, Le Dentu, Hartmann (6), Sassy (7), Picqué (8), Dally (9), Legueu (10), Massier (11), Morély (12) et d'autres encore que l'on trouvera à notre bibliographie. C'est à cette époque que la communication de M. Monod (13) à la *Société de chirurgie* avait ouvert les débats sur cette question.

Une période suivit où l'on devint plus hardi encore, c'est la période que nous aurons à envisager au point de vue de l'ablation des lésions et tumeurs par la voie vaginale, mais ces résultats ne tardèrent pas à être modifiés par la généralisation de la méthode américaine, la castration abdominale totale, pratiquée d'abord par Polk (de New-York), en 1892, puis par Krug, et introduite en France par Delagénière (du Mans) au *Congrès français de chirurgie*, Lyon, 1894.

(1) In MORÉLY. Th. Paris, 1900.
(2) RODRIGUEZ. Th. Paris, 1893.
(3) POZZI. *Sem. gyn.*, 18 février 1898.
(4) ROSENBLAT. Th. Paris, 1896.
(5) PHOCAS. *Nord médical*, 1er juin 1898.
(6) HARTMANN. *Ann. de gyn.*, août 1898.
(7) SASSY. Th. de Paris, 1898.
(8) PICQUÉ. *La Gynécologie*, n° 3, 1898.
(9) DALLY. Th. de Paris, 1898.
(10) LEGUEU. *Revue intern. de méd.*, 1898, p. 313.
(11) MASSIER. Th. Paris, 1898.
(12) MORÉLY. *Loc. cit.*
(13) MONOD. *Bull. et Mém. Soc. chir.*, 1898, p. 463.

Nous allons maintenant envisager cliniquement la voie vaginale sans hystérectomie au point de vue drainage en tant que :

1° *Drainage général de l'abdomen ;*

2° *Drainage du bassin ;*

3° *Drainage de cul-de-sac de Douglas ;*

  dans les cas de : *a* poches séreuses

        b —   sanguines

        c —   purulentes

        d appendicite pelvienne

        e poches hydatiques

        f —   dermoïdes

1. — DRAINAGE GÉNÉRAL DE L'ABDOMEN. — Nous avouerons que l'incision vaginale pratiquée dans ce but est une rareté, et sans nous étendre ici sur l'idée que l'on a pu émettre de drainer les ascites par cette voie, nous arriverons de suite aux deux séries de tentatives qui ont été pratiquées pour le traitement de la péritonite tuberculeuse et pour les grands lavages de la cavité péritonéale faits par le vagin.

Faisons remarquer de suite que le drainage général de l'abdomen, pour mériter exactement ce titre, ne doit être effectué que lorsque cette cavité est absolument libre d'adhérences. On comprend aisément que dans le cas contraire, le traitement se réduit au drainage d'une ou de plusieurs poches communiquant ou non. Et nous ne sommes pas éloigné d'être du même avis que v. Winckel (1), lorsqu'il écrit : « Drainer la cavité abdominale est une illusion,

____

(1) V. WINCKEL (Münich). *12ᵉ Congrès int. des sc. méd.*, Moscou, 1897.

seule une cavité pathologique préformée se laisse drainer. »

Ce procédé fut appliqué notamment par Löhlein (de Giessen) (2), qui pratique la cœliotomie vaginale dans le traitement de la péritonite tuberculeuse.

Cet auteur paraît bien opérer sur des formes généralisées, miliaires, sans adhérences, puisque, en dehors du fait que le traitement est plus facilement accepté par la malade et que l'intervention est moins grave que la laparotomie, il cite comme raisons de sa manière d'opérer les conclusions suivantes : l'incision vaginale assure l'écoulement de l'ascite et le drainage de la cavité péritonéale.

Nous formulerons dans un instant nos objections à cette méthode.

Il ajoute en outre que lorsque les annexes sont tuberculeuses, l'intervention initiale permet de les extirper plus complètement que par la voie abdominale, se réservant cependant d'opérer par l'abdomen lorsqu'il se trouve des adhérences.

Nous ne comprenons pas très bien cette crainte de la laparotomie pour enlever des annexes libres, et nous croyons que l'espoir d'enlever plus complètement les annexes par la voie vaginale que par l'abdomen n'est pas en rapport avec nos recherches précédentes.

Que le liquide ascitique se draine volontiers par l'incision vaginale plus facilement que par un drainage abdominal, c'est là un fait que nous ne contesterons pas, mais nous hésiterions pour notre part à assurer un drainage constant par cette voie dont l'asepsie continue est si difficile à obtenir.

(1) LOHLEIN, in *Sem. méd.*, 4 novembre 1896.

V. Winckel (de Münich), dans son rapport au *Congrès de Moscou*, cite Condamin (1) à propos de l'application de l'incision vaginale au traitement de la péritonite tuberculeuse. Selon lui, c'est là un procédé qui n'est pas à conseiller. Les raisons qu'il donne pour appuyer cet avis sont tout d'abord l'étroitesse du champ opératoire. Cette objection ne peut sans doute viser le drainage seul, car il est généralement possible de mettre un drain dans une incision de cul-de-sac vaginal. Elle doit se rapporter plutôt à la recommandation, suscitée par l'expérience, d'ouvrir largement les péritonites tuberculeuses.

La seconde objection nous paraît plus sérieuse : elle a trait à ces adhérences si fréquentes dans le cours de cette affection et qui retiennent le liquide dans des poches cloisonnées, entre les anses de l'intestin, dans toute l'étendue de la cavité abdominale.

D'autres ont cependant cherché à pénétrer par la colpotomie dans la grande cavité péritonéale et à profiter de ce drainage.

M. Racoviceanu Pitesti (2) (de Bucarest) vante les grands lavages de la cavité abdominale, au sérum artificiel, faits par la voie vaginale.

Depuis 1895, l'auteur soutient que les phénomènes septiques apparaissant après les interventions vaginales peuvent être influencés favorablement par des injections abondantes de sérum faites par la plaie opératoire.

La voie vaginale a cet avantage que la plaie siège pro-

(1) CONDAMIN. *Province médicale*, n° 21, 1895.

(2) M. RACOVICEANU PITESTI. *Centralblatt f. Chir.*, p. 774, 1899. — *Revista de Chir.* (Bucarest), vol. III, cap. 1 et 2.

fondément, en outre de la possibilité de ne pas créer de porte d'entrée nouvelle à l'infection. C'est là une raison qui ne nous paraît pas absolument convaincante, surtout que pratiquant ces lavages à travers une plaie vaginale infectée, puisqu'il ne s'agit que de cas avec phénomènes septiques, l'on devrait être exposé au contraire à généraliser ainsi l'infection. Seules, il nous semble, des adhérences préformées, fermant la cavité abdominale, peuvent dans cette manœuvre préserver de la péritonite.

La quantité de sérum ainsi injectée doit varier, suivant l'auteur, de cinq à dix litres ; l'état général se trouve relevé ; et s'appuyant sur une statistique de 27 malades traités par cette méthode, l'auteur la recommande dans tous les cas où il y a dissociation entre le pouls et la température, chaque fois que l'on redoute l'infection péritonéale.

C'est cependant un traitement qui ne nous paraît pas encore avoir suffisamment fait ses preuves pour être recommandé. Cela nous montre néanmoins la possibilité de drainer par la colpotomie la grande cavité péritonéale, sauf, bien entendu, les cas où il se trouve des adhérences.

Ne faudrait-il pas rapporter encore comme une preuve de ce fait, les cas d'hydrorrhée péritonéale, présentés par M. Monod au *Congrès de chirurgie* en 1896. Dally (1) en cite une observation (obs. XLV — Monod) dans sa thèse, où « un écoulement de plus en plus abondant d'un liquide aqueux que l'on prend d'abord pour de l'urine, mais que l'analyse démontre être purement séreux », fut constaté à la suite d'une colpotomie.

(1) **DALLY.** Thèse de Paris, 1898.

II.

La malade, d'ailleurs, était laparotomisée ultérieurement; on trouvait alors une petite ouverture péritonéo-vaginale, qui fut fermée par suture. L'on put constater en outre le parfait état de la séreuse péritonéale qui tapisse le petit bassin, et particulièrement à gauche, du côté de la collection opérée un an auparavant par incision du côté du col.

Ce fait nous prouve donc que le liquide séreux provenait bien de la grande cavité péritonéale drainée par cette voie, mais ne nous encourage pas à préférer ce procédé de drainage, même dans les affections pour lesquelles nous l'avons vu employer.

Terminons enfin cette partie de notre étude en citant la communication suivante de Vianet(1). Cet auteur, ayant fait le diagnostic de péritonite purulente généralisée à la suite de perforation d'un ulcère de l'estomac, songea à drainer la grande cavité péritonéale par sa partie la plus déclive et incisa dans ce but le cul-de-sac vaginal. L'issue du pus se fit abondante, comme il fallait le prévoir; mais nous persistons à dire, pour les raisons énoncées précédemment, que le drainage ainsi compris ne devra être employé que dans des cas exceptionnels.

II. — DRAINAGE DU BASSIN. — C'est dans ce chapitre que nous avons à examiner les collections dont le liquide remplit tout le petit bassin, sans se trouver cloisonné et réparti en poches plus ou moins multiples. Nous devons faire remarquer cependant que, dans ces cas, la grande cavité péritonéale se trouve généralement fermée par en haut par le dôme des anses intestinales le plus souvent agglutinées à

(1) VIANET. *Arch. prov. de chirurgie*, 1er mai 1900.

ce niveau. Les collections qui vont nous occuper peuvent donc être désignées sous le nom de collections à grand enkystement. Il nous faudrait aussi envisager les grands épanchements sanguins, dont le type est constitué par la rupture d'une trompe gravide, par exemple.

L'hémorrhagie, en effet, dans ces cas, constitue une masse liquide, qui non seulement remplit le pelvis au début, mais ne tarde pas à envahir l'abdomen. Là, les adhérences supérieures, formant un plafond, n'ont pas eu le temps de se produire; mais ne devons-nous pas dire, dès le début, que la voie vaginale est unanimement repoussée dans ces cas. Quand une femme présente les signes d'hémorrhagie grave, c'est par le ventre qu'il faut aller. L'incision vaginale, voie aveuglée alors par l'issue constante de l'écoulement sanguin, ne permettrait pas d'une façon certaine de pouvoir saisir la trompe, mettre le clamp qui sauve la malade ; nous n'insisterons pas davantage sur cette intervention. L'hémorrhagie enkystée devient alors l'hématocèle ; ce n'est pas le moment de nous enoccuper.

Étudions donc d'abord les collections séreuses.

Nous avons vu précédemment comment la notion pelvi-péritonite fut discernée pour la première fois par Bernutz et Goupil (1) et trouva depuis par la suite des défenseurs autorisés.

Les travaux, en effet, se succédaient sur la question; mais nous ne voulons pas passer sous silence la communication de Reclus au *Congrès français de chirurgie*, en 1891. Cet auteur apportait quatre cas de guérison par simple incision

(1) Bernutz et Goupil. *Loc cit.*

vaginale de gros épanchements, ouverts et drainés par cette voie. Il s'agissait de malades atteintes de phénomènes morbides du petit bassin à la suite d'avortement et d'accouchement. L'auteur se basait, pour affirmer le diagnostic de pelvi-péritonite, sur ce que les annexes n'avaient été, au cours de l'opération, aucunement touchées ni incisées.

Plus récemment, Martin, au *Congrès de Moscou* en 1897, parlant de la pelvi-péritonite, signalait que Hégar était le premier à avoir traité chirurgicalement cette affection. Il vantait aussi dans ces cas la colpotomie comme voie de drainage et disait même préférer la colpotomie antérieure à la colpotomie postérieure. Nous savons que dans les mains de cet auteur cette incision permet de se rendre compte en même temps de l'état des annexes ; mais nous avons exposé précédemment les raisons qui nous faisaient préférer le drainage postérieur.

Küstner (de Breslau) préfère aussi la voie vaginale, dans le traitement de la pelvi-péritonite, à la laparotomie ; Olshausen (de Berlin) insiste sur ce fait que l'opérée est moins sujette au shock ; mais ces deux auteurs se trouvent cependant contredits par Zweifel (de Leipzig) qui préférait aborder l'affection par la voie abdominale.

Cherchons donc dans nos observations la valeur que l'on doit accorder à la colpotomie.

Obs. III. — *Pelvi-péritonite. Colpotomie postérieure. Guérison.*
(Service de M. le Dr Lejars.)

R. M..., 27 ans, domestique. Entrée à Beaujon le 19 avril 1898. Rougeole étant enfant. Réglée à 13 ans, aucune irrégularité jusqu'à ce jour. Pas d'enfants. Une légère leucorrhée précède d'ordinaire l'apparition des règles.

Depuis quatre ans, chaque année, au mois de septembre ou octobre, a eu des douleurs abdominales. Le ventre ne grossissait pas. Jamais de vomissements.

En pleine santé, il y a douze jours, la malade a été prise brusquement de douleurs abdominales violentes. Les dernières règles dataient de quinze jours. La malade dut s'aliter. Deux jours après, métrorrhagie abondante qui s'établit le 8 avril et n'a pas cessé depuis.

En même temps, la malade était prise de vomissements porracés qui ont duré vingt-quatre heures.

Examen : col petit, dévié à gauche.

On sent en arrière et latéralement une masse épaisse, pas très douloureuse, que l'on délimite par le palper bimanuel et qui remonte à deux travers de doigt au-dessus du pubis. On sent, à droite, de la fluctuation.

Le 21 avril, l'hémorrhagie cesse.

Opération, le 26 avril. — Colpotomie postérieure. Une fois la paroi vaginale incisée, on voit le cul-de-sac péritonéal tendu, qui bombe ; on l'incise ; issue d'une abondante quantité de liquide séreux (deux grands verres environ). Le doigt pénètre dans une cavité fermée, dont les parois, épaisses, se présentent sans bosselures saillantes ; aucun point fluctuant. Drainage et tamponnement vaginal.

La malade sort fin avril.

Elle a été revue en décembre 1898 par Fonvieille (pour sa thèse) ; elle était alors très bien portante et ne souffrait pas.

Comme on le voit dans cette observation, le liquide, collecté en poche unique remplissant le bassin, fit issue d'un seul jet par l'orifice créé dans le cul-de-sac vaginal. Le doigt pénètre bien dans une cavité, mais n'y sent ni poches, ni bosselures. La nature même du liquide confirme bien le diagnostic de pelvi-péritonite ; il ne peut s'agir d'un foyer salpingien, et les suites mêmes de l'intervention à la suite de laquelle la malade sortit guérie sans incidents, nous montrent que, dans ce cas, aucune lésion annexielle appréciable ne devait exister.

Cependant, dans l'observation suivante où, comme on le verra, une abondante quantité de liquide clair fut aussi évacuée par colpotomie, le résultat semble moins satisfaisant. C'est aussi que le processus inflammatoire paraît, chez cette malade, plus avancé. On ne trouve pas de poche surajoutée, pas de cloisonnement ; le liquide est bien largement enkysté dans la cavité pelvienne, mais il y a d'un côté une trompe et un ovaire unis pas de légères adhérences, et l'observation nous montre une poussée consécutive à l'opération.

Obs. IV.— *Pelvi-péritonite. Colpotomie postérieure. Guérison.*

(Service de M. le Dr LEJARS.)

T. V..., 25 ans. Entrée le 8 mars 1898 à l'hôpital Beaujon.

Réglée à 14 ans, assez abondamment et toutes les trois semaines. Pas de leucorrhée. Ni fausse couche, ni grossesse.

Il y a six mois, douleurs vagues dans le ventre, surtout au moment des règles. Il y a trois semaines, douleur subite, très vive, encore au moment des règles, siégeant dans la fosse iliaque droite et qui force la malade à s'aliter.

Cette situation dure quinze jours pendant lesquels la malade reste chez elle. Ni pertes, ni vomissements. Règles moins abondantes que d'ordinaire. Ballonnement du ventre. Glace. Elle entre à l'hôpital et sur les indications du toucher on décide l'intervention.

Opération, le 22 mars. — Colpotomie postérieure : il s'écoule une abondante quantité de liquide clair (1 demi-litre) ; derrière l'utérus, on trouve une cavité irrégulière, qui paraît close et sur les côtés de laquelle on sent les annexes.

Les annexes gauches semblent normales ; à droite, un gros ovaire et une trompe adhérents entre eux ; pas de poche, pas de collection. On suture les deux angles de l'incision vaginale, en laissant une mèche à son centre.

Tamponnement vaginal.

La malade sort le 2 avril, ne souffrant plus.

Mais chez elle, elle est reprise peu après de fièvre pendant huit jours. Furoncles et anthrax à ce moment. Peu de difficulté pour aller à la selle.

Les règles reviennent au bout du premier mois, mais moins abondantes que d'ordinaire. La malade souffre à droite à la moindre fatigue.

Résultat éloigné. En 1899, on constate un peu de prolapsus utérin. Difficulté de la miction, la malade ne peut plus uriner, si elle se retient quelque temps.

11 octobre 1900. — Examen : col petit, cicatrice transversale à sa base. Dans le cul-de-sac postérieur, à droite surtout, on sent un empâtement dur, douloureux à la pression, mais sans limites définies. Rien à gauche.

Très bon état général.

L'on peut se rendre compte en dernier lieu que si la malade bénéficia au point de vue fonctionnel de l'intervention, l'examen local ne permet pas d'affirmer le parfait état des organes du petit bassin.

Nous voulons terminer ce chapitre de drainage par la colpotomie des collections à grand enkystement, en citant l'observation de cette malade opérée d'urgence par M. Lejars. Elle nous apprend tout d'abord la tension extrême que peut acquérir un épanchement siégeant dans le petit bassin ; cette tension paraît même plus considérable dans les cas, comme celui qui nous occupe, où le liquide occupe une très large poche unique et non maintenue par des adhérences. Nous pouvons remarquer en outre les troubles fonctionnels existant dans ces conditions. Et dès à présent elle attire notre attention sur ce fait, que nous aurons d'ailleurs encore à constater, que les organes peuvent reprendre instantanément, et à mesure que le liquide s'écoule, leur place normale et primitive.

Obs. V. — *Colpotomie d'urgence. Guérison.*

(Service de M. le Dr LEJARS) (1).

Femme d'une soixantaine d'années qui nous fut adressée pour une rétention d'urine, datant de trois jours.

Un confrère avait, non sans difficulté, pratiqué le cathétérisme et découvert une grosse tumeur qui remplissait le vagin.

La malade avait été jusque dans les derniers jours bien portante, et l'évolution des accidents avait eu lieu d'une façon toute silencieuse et latente.

En entr'ouvrant les lèvres, tissu œdématié de la vulve, on voyait la paroi postérieure du vagin soulevée par un relief volumineux, que l'on suivait, au doigt, jusqu'en haut, et qui distendait le cul-de-sac de Douglas. Le col utérin était inaccessible, la vessie fortement refoulée en avant, et les sondes, pour y pénétrer, devaient être introduites presque verticalement de bas en haut. Cette grosse masse, qu'on retrouvait assez mal par le ventre, à cause de l'épaisseur des parois, était manifestement fluctuante.

Colpotomie postérieure, le 13 janvier 1898. — Il sort un litre de pus, un peu brunâtre, sans odeur. A mesure que la poche se vide,

(1) Obs. citée in *Tr. de chirurgie d'urgence*, 2e édition, p. 484.

l'utérus redescend et reprend sa place normale. Lavage ; drain.

Le soir même, la malade urinait seule.

Guérison rapide.

Un an après, elle était toujours en excellente santé.

Nous conclurons donc que la colpotomie et de préférence l'incision postérieure est un procédé de choix au point de vue mécanique dans le traitement des grosses collections uniloculaires du petit bassin, en constatant cependant que le pronostic reste subordonné à la cause qui leur a donné naissance. Nous partageons donc l'avis exprimé encore récemment par Bouilly (1), sans croire opportune dans ces cas l'opération par voie abdominale recommandée par Lawson Tait et pratiquée aussi par Martin qui y joignait le drainage par le cul-de-sac postérieur immédiat

III. — DRAINAGE DU CUL-DE-SAC DE DOUGLAS. — Les lésions que nous allons examiner dans ce chapitre revêtent déjà un siège anatomique plus nettement localisé. Tantôt elles siègent dans le cul-de-sac postérieur dans lequel elles viennent faire saillie, soient qu'elles y aient pris primitivement naissance, soit qu'elles s'y soient prolabées secondairement.

Dans d'autres cas, au contraire, leur situation, tout en étant un peu plus élevée, permet cependant de les diagnostiquer par le toucher et de les aborder par cette voie.

a) *Poches séreuses.* — En premier lieu, nous envisagerons les pelvi-péritonites cloisonnées. Continuant alors l'étude du drainage vaginal appliqué au traitement des

____

(1) BOUILLY. *C. R. Congrès de Genève*, p. 39.

poches séreuses, nous passerons en revue les hydro-salpinx et enfin les kystes soit de l'ovaire, soit du ligament large, adhérents, ne pouvant être extraits mais seulement drainés par le vagin.

Pratiquant, comme dans les formes de pelvi-péritonite non enkystées, l'incision vaginale antérieure ou plutôt postérieure, il faudra, dans les cas qui nous occupent actuellement, rechercher attentivement avec le doigt introduit dans la plaie vaginale et aidé de la palpation bi-manuelle, les cloisonnements qui pourraient retenir d'autres collections. La sensation que l'on perçoit dans ces conditions est en général une rénitence spéciale. L'on a l'impression d'une poche liquide tendue. Non content d'ouvrir les foyers successifs, le doigt doit encore libérer toutes les adhérences qu'il rencontre sur son chemin. Et c'est là sans doute la raison qui a fait préconiser par l'école allemande la colpotomie antérieure avec bascule de l'utérus, dans le traitement de la pelvi-péritonite à poches multiples.

Nous devons faire remarquer dès à présent que cette forme clinique ne présente pas, au point de vue des suites opératoires, un résultat aussi satisfaisant que dans les cas que nous avons étudiés précédemment. Où faut-il donc en chercher les raisons ? C'est que les adhérences multiples qui circonscrivent les foyers sont justement le signe d'un processus inflammatoire, généralement ancien.

La meilleure preuve en est dans les poussées le plus souvent successives que l'on retrouve dans la marche de l'affection. La malade souffre déjà depuis longtemps, les lésions ne se sont constituées que peu à peu, chaque crise douloureuse étant le signal d'un nouveau progrès de la maladie. Les annexes sont généralement atteintes et participent à l'inflammation du petit bassin.

C'est dire que dans ces cas, si la colpotomie provoque une sédation généralement rapide des symptômes fonctionnels, elle ne sera que bien rarement une opération curative, et l'observation que nous allons citer ne fait que nous confirmer dans cette opinion.

Ons. VI. — *Annexite double ancienne. Poussée de pelvi-péritonite. Colpotomie postérieure. Sédation brusque des accidents aigus. Guérison.*

(Service de M. le Dr LEJARS) (1).

M. A..., 23 ans, lingère. Entrée à Beaujon le 19 octobre 1897.

Rhumatisme articulaire à 12 ans ; typhoïde à 15 ans, fluxion de poitrine à 20 ans ; coliques hépatiques.

Jamais de grossesse.

OPÉRÉE en juin 1897 pour leucorrhée et douleurs abdominales. — Opération indéterminée. Disparition des troubles génitaux jusqu'au commencement de septembre. Réapparition à ce moment de douleurs très vives dans l'hypogastre, avec irradiations aux lombes. Leucorrhée abondante, quelque peu striée de sang.

2ᵉ opération, le 20 septembre. — Curettage? Sortie de l'Hôtel-Dieu dans les premiers jours d'octobre. Disparition complète de tous les phénomènes douloureux.

Le 18 octobre, douleurs subites, très vives dans tout l'abdomen. Vomissements alimentaires, puis bilieux.

Entrée le 19 octobre. Les vomissements ont disparu, mais les douleurs sont toujours aussi vives. Ventre ballonné, très sensible à la palpation, surtout à droite.

(1) Ons. citée in *Traité de chir. d'urgence*, 2ᵉ éd., p. 192.

Constipation opiniâtre. Facies un peu grippé. Dyspnée. Pas de température : 37°,5. Pouls fréquent, fort.

21 octobre. Quelques vomissements hier et cette nuit. Très mauvais état général. Douleurs un peu plus vives dans l'abdomen, dyspnée.

Au toucher, grosse masse dans le cul-de-sac postérieur, qui remonte jusqu'à trois travers de doigt au-dessous de l'ombilic.

OPÉRATION, le 28 octobre 1897. — Colpotomie postérieure : il s'écoule, à l'incision du cul-de-sac péritonéal, une notable quantité (250 gr. environ) de liquide séreux, trouble, et l'on se trouve dans une poche rétro-utérine, cloisonnée de brides ; de chaque côté, on sent une masse annexielle : à droite, une masse pseudo-fluctuante, mal circonscrite ; à gauche, une masse volumineuse, dure, intimement adhérente à tout son pourtour et immobile. Il est impossible de songer à une extirpation par cette voie et il paraît sage de réserver à plus tard une intervention complète, vaginale ou abdominale. Drain et lamelle dans la brèche de colpotomie tamponnement vaginal.

Le soulagement est immédiat, les douleurs cessent brusquement et tous les accidents, un peu inquiétants, disparaissent après le simple drainage du foyer de pelvi-péritonite péri-annexielle.

La malade sort le 14 novembre 1897 : ne souffre plus, bien que l'utérus soit toujours enclavé dans une gangue épaisse.

Les hydro-salpinx constituent la deuxième catégorie des poches séreuses à envisager.

Lorsque la tumeur salpingienne est unique, non adhérente et prolabée ; lorsque le repos imposé à la malade n'a modifié en rien les signes perçus par le toucher vaginal, on peut aborder la tumeur par cette voie. Disons de suite que dans les cas simples qui nous occupent, on pourra généralement en pratiquer l'ablation. Ce n'est donc pas le moment de traiter cette question.

Si au contraire la trompe est adhérente et prolabée, son

incision, par un orifice de colpotomie, suivie de drainage, donnera généralement de bons résultats.

Mais tous les cas sont loin d'être aussi simples. Souvent les lésions salpingiennes se compliquent d'inflammations périphériques dans le petit bassin.

Il existe de la pelvi-péritonite le plus souvent séreuse, si bien qu'au cours de l'opération, l'on aura à drainer plusieurs foyers ; tout d'abord un foyer de pelvi-péritonite qui peut être cloisonné, et enfin les collections salpingiennes proprement dites.

Nous croyons devoir citer comme exemple l'observation suivante empruntée à la thèse de Morely.

Comme elle nous le montre, la colpotomie fut impuissante à amener la guérison complète. Dans ces cas, comme nous le verrons plus loin, en étudiant la cellulite pelvienne, l'existence de poches multiples rendit l'opération forcément incomplète.

Seule la laparotomie est radicale dans le traitement des formes d'hydro-salpinx compliqués de pelvi-péritonite.

Obs. VII. — *Hydro-salpinx. Incision par le cul-de-sac postérieur. Guérison persistant depuis six ans.*

(Service de M. le Dr CHAPUT. — Obs. XVII de la thèse MORÉLY) (1).

Mme Valentine Larm..., âgée de 20 ans, entre à la Salpêtrière (service de M. Terrillon, assistant M. Chaput), le 4 mars 1892. Réglée à 14 ans. Règles régulières et abondantes. Mariée à 17 ans, elle eut il y a 2 ans un enfant qui vint à terme, et qui est actuellement bien portant. L'accouchement fut normal, mais les suites

(1) MORÉLY. *Loc. cit.*

de couches mauvaises. La malade garda le lit deux mois et eut de fortes douleurs dans le ventre, et de nombreuses pertes blanches.

Ces phénomènes disparurent totalement. La malade était très bien portante quand il y a deux mois, en pleine période menstruelle, elle eut froid en lavant du linge. Ses règles s'arrêtèrent brusquement, et aussitôt elle ressentit dans l'abdomen de violentes douleurs qui la forcèrent à s'aliter.

Depuis lors ces douleurs, tout en étant moindres, ont persisté; elles sont intermittentes, et se font surtout sentir pendant la marche, pendant la défécation. Pas de troubles du côté de rectum ou de la vessie.

Depuis cet accident, les règles sont revenues deux fois, mais sont moins abondantes que de coutume.

Pertes blanches abondantes.

Examen. — Au palper, le ventre n'est pas volumineux. Il est souple; on sent très facilement dans le bas-ventre une tumeur diffuse, bosselée, ce qui donne à la masse la sensation d'une agglomération de petites tumeurs réunies ensemble.

On sent tout cela par la fosse iliaque gauche surtout, mais aussi très loin sur la ligne médiane, et dans la fosse iliaque droite. Elle remonte jusqu'à trois travers de doigt au-dessus du pubis.

A ce niveau, il y a de la matité, et la palpation est douloureuse. Le cul-de-sac postérieur est rempli par une masse fluctuante, à laquelle on communique les mouvements imprimés à la tumeur abdominale.

A ce niveau le toucher est douloureux.

Colpotomie postérieure. — Écoulement d'une grande quantité de liquide clair.

En mettant les deux valves du spéculum dans l'incision, on découvre au fond deux petites poches, de couleur bleuâtre, qui crèvent sous les pinces érignes et donnent issue à une nouvelle quantité d'un liquide semblable.

Ce sont deux hydrosalpinx.

L'intestin fait hernie; on le refoule et on se contente de mettre une mèche de gaze iodoformée entre les lèvres de la plaie, et une autre dans le vagin.

La malade continue à souffrir. Elle présente, fin avril, une masse ligneuse en arrière de l'utérus qu'elle immobilise, avec une masse fluctuante, volumineuse à gauche.

5 mai 1892. Laparotomie exploratrice faite par Terrillon : on crève deux poches à liquide séreux et à parois minces distinctes de la trompe. Ponction d'une poche, en arrière du Douglas.

Adhérences multiples de l'intestin au petit bassin ; on n'enlève rien et on referme.

Quelques mois après, les culs-de-sac sont très souples et les lésions ont presque complètement disparu.

Résul ats éloignés.— La malade revient en mars 1893. Les culs-de-sac sont très libres ; l'état général est excellent. Éventration consécutive à la laparotomie ; cure radicale de cette éventration.

Nouvelles de la malade en 1898. État satisfaisant persiste.

Réflexions. — Dans cette observation, l'incision a échoué en partie, car elle n'a pu avoir raison de toutes les poches pelviennes.

La malade n'a été définitivement guérie que du jour où, par l'exploration abdominale, on a pu se rendre compte de l'état des lésions et évacuer le contenu kystique.

En dehors des kystes suppurés, il est évident que l'ouverture et le drainage par voie colpotomique de ces poches en général ne sauraient constituer qu'une opération incomplète de nécessité et de pis aller, et l'examen soigneux pré-opératoire permettra le plus souvent d'éviter ces surprises et de recourir d'emblée à l'opération de choix, la laparotomie. Pourtant, si pareil accident s'est produit et si après avoir incisé et vidé une poche kystique par le vagin, on se trouve forcé de s'arrêter là, en constatant la présence d'adhérences trop étendues ou encore de poches élevées secondaires trop haut situées pour être atteintes, un double parti se présentera :

1° Se contenter du drainage et remettre au travail de rétraction naturelle le soin d'oblitérer la poche ;

2° Recourir séance tenante à la laparotomie.

Cette seconde pratique sera préférable dans la plupart des cas et surtout dans la seconde hypothèse que nous envisagions tout à l'heure, lors de kystes multiloculaires ; il n'est pas douteux qu'elle soit seule rationnelle. Mais ces laparotomies inattendues n'offrent jamais autant de sécurité qu'une opération réfléchie et préparée, et c'est encore une des raisons qui doivent limiter à des indications nettes et strictes la colpotomie dans les cas de ce genre.

Ce sont là d'ailleurs deux complications auxquelles on devra souvent s'attendre. Dans certains cas il est difficile d'affirmer qu'un kyste est libre, non adhérent, uniloculaire. Des poches supérieures plongeant en haut dans le bassin peuvent être inaccessibles par le toucher et rendre l'opération, que l'on supposait simple, plus difficile à réaliser. C'est pourquoi l'on ne devra s'aventurer qu'avec les moyens suffisants pour compléter par une intervention plus radicale.

Il existe cependant pour ces tumeurs des cas spéciaux qui rendent leur ponction ou leur incision précieuses : c'est quand ils constituent une cause de dystocie au cours de l'accouchement. Nombreux sont les faits que l'on a rapportés de l'heureux effet, palliatif simplement, de leur drainage par le vagin.

Barton Cooke Hirst (1) a, sur ces faits, attiré particu-

(1) BARTON COOKE HIRST. *Medical News*, juillet 1890.

lièrement l'attention, en citant des observations où la version par manœuvres internes fut rendue possible par la ponction du kyste.

L'incision paraît en général préférable à la ponction. Des réserves ont été faites par certains auteurs, préférant le second mode d'intervention au moment du travail, de façon à éviter l'infection de la plaie vaginale au moment de l'accouchement.

Cette incision portera, suivant les cas, soit sur le cul-de-sac antérieur, soit sur le cul-de-sac postérieur. Elle sera postéro-latérale, interligamentaire, pour assurer le drainage des kystes du ligament large.

b) *Poches sanguines.* — Sans nous préoccuper des hémorrhagies produites au moment de la rupture d'une trompe gravide, hémorrhagies qui doivent, comme nous l'avons vu précédemment, rentrer dans le domaine des opérations à faire d'urgence par le ventre aussitôt qu'elles présentent des symptômes de gravité, nous aborderons l'étude des deux cas où le sang peut former une collection pelvienne.

Tout d'abord, l'hémato-salpinx. Il ne présente aucune symptomatologie propre, si ce n'est la douleur brusque et la rapidité de son évolution. Il ne saurait davantage donner lieu à des indications spéciales de traitement. C'est une tumeur salpingienne qui rentre dans le cadre des salpingites à ce point de vue, mais avec cette réserve que son évolution commande la plus grande surveillance. Disons cependant que s'il est libre, non adhérent, supposé énucléable, il pourra être extrait comme toute tumeur salpingienne dans ce cas, soit par colpotomie postérieure

(Condamin), soit par colpotomie antérieure (Martin, Taylor, Boldt), bien que ce procédé ne soit pas unanimement recommandé.

Son drainage donc ne saurait nous intéresser que lorsque l'on est obligé de s'arrêter à cette manœuvre au cours de l'intervention, l'ablation étant impossible. Il faut cependant, pour se contenter de cette manœuvre, être certain que l'hémorrhagie tubaire est arrêtée, sinon la laparotomie et la ligature de la trompe sont formellement indiquées.

L'hématocèle non suppurée, au contraire, offre un réel intérêt. Segond (1), dans son rapport, a résumé les indications de son traitement, et nous ne nous en rapporterons à aucun autre ouvrage à ce sujet.

Nous ne pouvons le suivre dans l'historique de la question ; nous nous contenterons d'associer simplement à son nom ceux de Baudelocque, Trélat, Bouilly (2), Picqué (3), Pozzi, Lucas-Championnière, Routier.

Sans nous occuper de savoir si une hématocèle est habitée ou non, quand et comment doit-on intervenir ?

Nous savons que certaines peuvent se résorber.

Jacoubowski (4) en citait encore dernièrement des exemples, Bouilly a attiré l'attention sur ce fait. Mais c'est là la rareté ; il faut intervenir et, disons-le de suite, c'est la voie vaginale qui paraît être préférée, bien que, comme le fait remarquer Segond, la voie d'accès est parfois restreinte.

---

(1) SEGOND. Traitement des grossesses extra-utérines. *Congrès gyn. Marseille,* oct. 1898.

(2) BOUILLY. *La Gynécologie,* 15 février-15 avril 1898.

(3) PICQUÉ. *Bull. et Mém. de la Soc. de chir.,* 1896, t. **XXII**, p. 30.

(4) JACOUBOWSKI. *Ann. gyn. et obst.,* 1897, p. 421.

Mais il ajoute que si le premier degré de l'hémorrhagie qui peut aller jusqu'à l'inondation péritonéale est l'hémato-salpinx, pour lequel il préfère la laparotomie ; les formes intermédiaires d'hématocèles enkystées, menaces de suppuration, doivent être drainées par le vagin.

Terrier, Chaput et Reynier rejettent cette voie, mais l'on peut répondre à leurs reproches que l'asepsie peut préserver de l'infection consécutive de la poche ; que ne cherchant à opérer que des hématocèles qui ne saignent plus, la découverte exacte du lieu de l'hémorrhagie a moins d'importance, et qu'enfin dans beaucoup de cas il y a guérison sans que l'on soit forcé d'enlever les annexes et les parois de la poche.

Ce sont ces raisons, en effet, qui militent en faveur de la colpotomie, voie qui permet d'ailleurs parfois de pratiquer l'ablation immédiate des annexes prolabées.

Ne devront donc être opérées par en bas tout d'abord que les hématocèles chez lesquelles on suppose l'hémorrhagie arrêtée.

Il faut dire cependant que ce diagnostic est parfois difficile à poser, et l'observation suivante en est la preuve.

Obs. VIII. — *Grossesse extra-utérine. Colpotomie postérieure. Guérison.*

(Service de M. le Dr LEJARS.)

O. M..., 34 ans, blanchisseuse. Début des accidents par une douleur brusque quelques jours avant l'entrée. On sent dans le cul-de-sac postérieur une très grosse masse arrondie pseudo fluctuante qu'on retrouve jusqu'à trois travers de doigt au-dessus de la symphyse.

Opération, le 17 février 1898, à l'hôpital Beaujon.

Colpotomie postérieure : la poche tendue, noirâtre, apparaît sous la muqueuse incisée ; ouverture : grande quantité de sang et de caillots, au milieu desquels on extrait un fœtus de quatre mois et un placenta.

Lavage de la poche : un suintement vaginal rouge, très abondant, provient de la partie toute supérieure. On ne l'arrête que par un tamponnement très serré de la poche et du vagin.

Sort guérie dans les premiers jours de mars.

Comme on le voit, l'hémorrhagie heureusement put être arrêtée par le tamponnement. C'est là, d'ailleurs, le seul moyen de traitement, étant donné que le suintement sanguin est produit le plus souvent par le décollement placentaire dû à la décompression subite de la poche. On aurait pu éviter cette complication toujours ennuyeuse en reculant un peu l'intervention.

« La plus grande prudence et la plus grande douceur sont ici formellement nécessaires » (Segond). Il est préférable en effet, après avoir pratiqué l'incision, et même l'incision en T par section verticale et médiane de la lèvre inférieure de la plaie, de laisser s'écouler ce qui veut sortir, sans s'aider de la pression exercée par une main sur l'abdomen.

Est-ce à dire cependant qu'il ne faille pas effectuer l'évacuation des caillots. Nous ne croyons pas qu'il faille être si réservé, surtout si l'on agit sur un foyer hémorrhagique produit et immobilisé depuis un temps suffisant. Une preuve sera encore fournie par l'examen des caillots noirs et organisés.

Obs. IX. — *Hématocèle rétro-utérine. Incision vaginale postérieure. Guérison.*

(Service de M. le Dr LEJARS.)

M. M..., 29 ans. Entrée salle Delessert, n° 20 bis, hôpital Tenon, le 28 mai 1900. — Pas de maladies antérieures. Réglée à 15 ans. Il y a cinq ans, fausse couche (?) de six semaines. Bien réglée. Depuis deux mois souffre dans le ventre avec pertes peu abondantes, mais continuelles. Depuis un mois souffre moins cependant, mais perd toujours. S'est alitée. A la même époque, elle s'aperçoit qu'elle a une grosseur dans le ventre à droite. Douleurs presque nulles, pas de vomissements.

Au toucher, grosse masse à droite, bombant dans le cul-de-sac postérieur. A la palpation bimanuelle, masse à droite. État général, bon. Pas de fièvre. Rien dans les urines.

OPÉRATION, le 31 mai. — Colpotomie postérieure. On ouvre tout de suite une vaste poche d'où s'écoule une grande quantité de sang et de caillots. Au fond, grosse masse de caillots agglomérés, que l'on amène par fragments, en totalité. La cavité se réduit très notablement et une petite masse dure que l'on sentait à droite, à la paroi abdominale, et qu'on eût prise volontiers pour un fibrome de la paroi, a disparu. Drain. Tamponnement à la gaze iodoformée.

La malade sort sans incident le 26 juin.

Cette observation nous prouve que cette manœuvre est possible, à condition d'agir avec prudence. Nous pouvons nous rendre compte, en outre, d'un fait que nous avons déjà signalé. On voit, en effet, qu'aussitôt après l'incision et l'évacuation de la poche, celle-ci se réduisit d'une façon très notable. C'est que dans ces cas les adhérences qui circonscrivent le foyer ne sont pas suffisamment anciennes; étant moins organisées, elles sont moins résistantes, et les intestins peuvent reprendre leur place habituelle. Il est inutile d'ajouter que dans ces conditions la cicatrisation ne sera que plus rapide. C'est un fait, d'ailleurs, qui a déjà été signalé. Lert (1), en 1898, s'exprime ainsi : « Vingt-quatre heures après son évidement, la cavité n'existe plus ; les anses intestinales, la pression abdominale refoulent son dôme supérieur vers le vagin. »

Une autre précaution est encore à prendre dans le cours de l'incision. Il peut arriver que l'on ait affaire non seulement à un foyer hémorrhagique renfermant ou non un embryon, mais à une véritable poche de grossesse extra-utérine organisée. Le toucher, dans la plupart des cas, peut donner suffisamment de renseignements d'après la rénitence et la consistance des parois de la poche, pour que l'on n'incise pas directement sur le placenta.

Nous voyons donc que la colpotomie est un très bon moyen de traitement de l'hématocèle enkystée non suppurée ; est-ce à dire que l'on ne doit toujours en attendre que de bons effets, même en se mettant dans les conditions que nous avons énoncées ? Le fait suivant vient nous prouver malheureusement le contraire.

Obs. X. — *Hématocèle rétro-utérine. Colpotomie postérieure. Mort.*

(Service de M. Lejars.)

Mme R..., 29 ans. Entrée le 17 juin 1899 à la Maison municipale de Santé. Il y a sept ans, fausse couche de trois mois. Depuis ce moment souffre du ventre par crises. Il y a trois semaines, a ressenti une vive douleur dans la fosse iliaque gauche. Le jour même, en même temps que la douleur, apparaissaient des vomissements verdâtres. Le surlendemain, réapparition de ces vomissements qui deviennent simplement alimentaires (lait). Constipation cédant

(1) Lert. Thèse Montpellier, 1898.

à des lavements et au calomel. Depuis le début de la maladie, elle a gardé le lit ; les souffrances sont moindres, mais se continuent néanmoins par crises. La température oscille entre 38° et 38°,6.

A la palpation, le ventre est tendu et ballonné ; très douloureux dans toute la portion sous-ombilicale. Dans la fosse iliaque gauche, on sent nettement une masse légèrement fluctuante, peu allongée dans le sens transversal et du volume d'une tête de fœtus. Les règles, d'ailleurs, sont régulières et de durée normale. Température, 39°.

Au toucher, grosse masse dans le cul-de-sac postérieur empâté.

OPÉRATION, le 26 juin. — Colpotomie postérieure. Évacuation d'une grande quantité de sang noir et de caillots. On pénètre dans une vaste poche à parois irrégulières, dans laquelle on croit sentir, à gauche, une seconde poche, sur la nature de laquelle on n'a pas de notions suffisantes pour aller plus loin. Lavage à l'eau bouillie. Drain en T. Tamponnement vaginal.

La température ne tombe pas et reste très irrégulière.

Mauvais état général. Sérum artificiel à haute dose, grands lavages par la brèche vaginale.

La malade meurt le 7 juillet. J'ai le regret de ne pas être intervenu d'emblée par le ventre et, aussi, de n'avoir pas fait une laparotomie secondaire ; mais l'état général me semblait trop précaire.

Comme on le voit, la technique opératoire fut dans cette observation identiquement la même, le drainage fut assuré et bien maintenu, l'évacuation des caillots pratiquée le plus complètement possible. Étant donnée la présence d'une seconde poche et la température de la malade, des lavages furent organisés.

Nous savons que ce cas est un peu spécial, puisque généralement les malades que l'on opère pour hématocèle enkystée sont apyrétiques, mais il n'en faut pas moins constater que l'incision large, l'évacuation méthodique et le drainage furent impuissants.

Il existe en outre une autre forme d'hématocèles que l'on désigne sous le nom d'hématocèles à poussées hémorrhagiques plus ou moins répétées. L'on croit d'abord avoir affaire à une hématocèle ordinaire, le caillot paraît s'organiser dans le foyer pelvien, la malade ne souffre plus, la tumeur ne grossit pas, l'on attend en prenant soigneusement la température, de façon à ne pas laisser le temps à la collection sanguine de suppurer, et tout d'un coup la malade est reprise, la poussée revêtant le même tableau clinique qu'au début de l'affection.

Que faire ? On peut laisser se calmer l'orage, mais quand il faudra agir, quand on croira le moment venu, est-ce à la colpotomie que l'on aura recours ?

Avec Segond, nous croyons que même dans ce cas, elle peut rendre des services. Elle permet soit le tamponnement direct de la poche, qui parfois suffit, soit l'ablation de la trompe, malade, lorsqu'elle est prolabée, mais il faut être prêt, ne pas escompter un aussi bon résultat que dans la forme précédente et pratiquer d'urgence, si l'hémorrhagie se reproduit, la laparotomie.

Segond relate d'ailleurs le cas suivant : « l'incision vaginale d'une énorme hématocèle venait de se terminer, quand des symptômes brusques d'hémorrhagie interne nous ont fait ouvrir le ventre séance tenante. Nous avons trouvé une déchirure de la trompe qui donnait un jet de sang. Et malgré les bonnes conditions apparentes de notre intervention, malgré sa rapidité, l'opérée n'a pu se réchauffer. Nous l'avons perdue la nuit suivante ». C'est donc bien là la preuve que la colpotomie est insuffisante dans le cas d'hémorrhagies abondantes. Remarquons encore que le tamponnement vaginal ne trouve son indication que dans le cas d'hémorrhagie en nappe, comme celui de notre observation précédente.

Nous pouvons donc dire que dans le cas d'hématosalpinx, la voie vaginale ne doit être appliquée au point de vue drainage, que lorsque des complications opératoires vous empêchent d'en pratiquer l'ablation. Et cela sous réserve de pratiquer la laparotomie à la moindre hémorrhagie.

L'incision vaginale est le traitement de choix de l'hématocèle enkystée, mais en opérant à phase tardive de son évolution, avant la suppuration.

Les manœuvres dans l'intérieur de la poche doivent être très prudentes, et ce n'est que contre l'hémorrhagie en nappe que le tamponnement peut être institué.

L'incision vaginale est une opération plus aléatoire dans les cas d'hématocèles à poussées successives, mais également bonne dans les cas d'hématocèles habitées ou inhabitées. L'essentiel est que l'hémorrhagie salpingienne soit arrêtée au moment où l'on opère.

Le pronostic est très rassurant au point de vue des grossesses ultérieures (1). Le résultat éloigné au point de vue local, satisfaisant.

c) *Poches purulentes.* — Venant d'étudier l'effet du drainage vaginal dans le traitement des hématocèles proprement dites, nous commencerons l'étude de ce nouveau

---

(1) CHTRAOUKH (*Wratch*, 1898, v. 18, p. 59) cite 6 de ses opérées qui eurent ultérieurement dix enfants vivants.

chapitre en cherchant les résultats de la colpotomie appliquée aux hématocèles suppurées. Celles-ci, en effet, constituent une variété nettement distincte au point de vue de l'indication et du pronostic opératoire parmi les collections purulentes du petit bassin. Nous envisagerons, dans une seconde partie, les variétés d'affections que l'on est convenu de rassembler sous le titre de suppuration pelvienne.

Dans les hématocèles suppurées, l'accord semble être encore plus unanime pour louer les bons résultats acquis par la colpotomie. Dans tous les travaux écrits sur le traitement des collections du petit bassin, cette forme d'hématocèle est la seule variété qui réunisse, au point de vue de son traitement, l'unanimité des chirurgiens. Ce fait était, d'ailleurs, à prévoir. Nous avons déjà vu les bons effets du drainage appliqué aux poches uniloculaires.

Cette intervention, bénigne en elle-même, ne consiste alors qu'en une simple incision d'abcès ; elle assure, de par sa situation, l'écoulement du pus plus parfait, quoi que nous en ayons dit, que par la cavité abdominale. Elle permet de faire de grands lavages dans une poche déclive parfaitement limitée ; elle est, dans tous les cas, l'opération typique d'urgence, souvent curative, en permettant la désinfection quotidienne des parois du foyer. Elle rentre, comme intervention, dans la grande classe des plaies ouvertes. Ajoutons que la rétraction de la poche est généralement moins rapide qu'au cours de l'évacuation des hématocèles sanguines plus récentes. Cela se comprend puisque la voûte d'adhérences est plus ancienne ; mais sous les effets du drainage et de l'assèchement constant de la cavité, les intestins reprennent leur place, et, tout pouvant se résorber, c'est à peine s'il restera dans la plupart des cas une légère cicatrice au niveau de l'incision comme témoignage de l'intervention et trace de la maladie.

C'est sans contredit cette affection qui donne au point de vue drainage vaginal les meilleurs résultats.

L'observation suivante nous en est un bel exemple :

Obs. XI. — *Hématocèles rétro-utérines consécutives. — Colpotomie postérieure. Guérison.*

(Service de M. le Dr LEJARS.)

R. E..., 28 ans, tapissière, entrée à l'hôpital Beaujon le 11 août 1898, salle Huguier.

Réglée depuis l'âge de 13 ans, régulièrement et sans douleurs. Première grossesse à l'âge de 22 ans ; accouchement normal.

Métrite légère consécutive, pertes blanches, légères douleurs à la moindre fatigue. Persistance régulière des règles.

En 1896, arrêt des règles pendant un mois; perte de sang pendant un jour, jusqu'à ce qu'apparaisse, dix jours après ce moment, une douleur subite, très forte, qui fait s'aliter la malade. C'est une première hématocèle suppurée que deux mois après, pendant lesquels la malade est soignée par le repos et la glace, opère M. le Dr Picqué, à la Pitié. Colpotomie.

Drainage. — La malade sort six mois après.

Elle perd abondamment en blanc; il y a toujours du retard à chaque période menstruelle. Souffre du côté droit ; on diagnostique alors de la salpingite.

En 1898, entre à Beaujon avec un retard de règles de un mois. Après ce retard se produit une hémorrhagie qui dure dix jours jusqu'à l'entrée de la malade. A ce moment, glace sur le ventre; les douleurs et les hémorrhagies cessent.

Au toucher, grosse masse fluctuante dans le cul-de-sac postérieur.

Le 15 août, quatre jours après son entrée, la malade étant reprise de très fortes douleurs, on décide l'opération d'urgence à quatre heures du soir.

Opération. — Colpotomie postérieure. Issue d'une grande quantité de sang noir et de caillots. Drain. Pansement vaginal. On ne sent rien à droite pour expliquer les douleurs ressenties antérieurement.

Sortie, le 17 septembre, guérie.

En janvier 1899, après une crise de douleurs nouvelle, à droite, laparotomie pour appendicite, faite par M. le Dr Picqué.

Résultat éloigné, novembre 1900. — Règles régulières sans douleurs ; mais ne peut marcher beaucoup. Douleurs lancinantes parfois vers le fondement. Pertes blanches légères.

Au toucher, très gros col largement ouvert laissant pénétrer le doigt. Utérus très mobile. Cul-de-sac postérieur cicatriciel bien souple.

Notre malade, deux fois et à deux années de distance, fut atteinte d'hématocèle. Deux fois elle subit la colpotomie postérieure ; la première fois pour une hématocèle suppurée. Et malgré cela, revue quatre ans après la première intervention, le cul-de-sac postérieur est absolument souple, l'utérus mobile.

Il ne faut pas mettre d'ailleurs sur le compte de l'intervention les pertes blanches et les quelques douleurs que ressent la malade. Elle est atteinte d'une métrite, et ne percevant aucune lésion des annexes, on est autorisé à attribuer à l'utérus manifestement lésé les phénomènes passagèrement douloureux ressentis par elle.

Que pourrait-on redouter en effet comme complication dans le traitement des hématocèles suppurées par l'incision vaginale ? D'hémorrhagie, il ne peut être naturellement question ; le seul danger serait donc de ne pas maintenir suffisamment perméable l'orifice d'écoulement du pus. Ce n'est là qu'une question de soin qu'un opérateur consciencieux et attentif pourra toujours résoudre.

Il faut faire l'incision large, sans cependant avoir recours à l'incision en T recommandée par Segond dans les formes précédentes. Elle se trouve inutile dans ce cas; elle n'a pas à assurer l'issue de caillots plus ou moins volumineux. Le pus, si épais et si grumeleux qu'il soit, trouvera toujours dans un débridement transversal bien fait, une voie suffisante. Le débridement, dans ce cas, ne doit pas être fait au niveau du col comme dans la colpotomie type, signalée au début de ce travail. Suivant plutôt les conseils donnés par Rodriguez, nous croyons qu'il est préférable d'inciser au point où la collection est la plus saillante, se conduisant, ainsi que nous avons dit tout à l'heure, comme dans une simple ouverture d'abcès. Il n'y a pas à craindre, en effet, la perforation du rectum ; l'incision, par prudence, n'a pas besoin d'être faite d'un seul coup, et présente toujours une sécurité absolue.

Nous ne parlons pas de la ponction sur laquelle nous aurons à revenir au point de vue général à la fin de ce chapitre.

Ainsi donc, la colpotomie présente, dans ce cas, toutes les garanties que peut offrir un traitement complet.

Sous son influence, d'ailleurs, la température ne tarde pas à descendre, l'état général se relève, l'infection disparaît, à condition naturellement que l'on soit intervenu avant la période de septicémie générale qui peut se produire dans ces cas.

Avouons cependant que le fait en est très rare, la collection ayant tendance à s'évacuer soit par le rectum, soit par le vagin avant que l'état général de la malade soit compromis.

Il ne faudrait pas cependant se baser sur ces raisons pour ne pas intervenir. Il vaut toujours mieux profiter au plus tôt d'une intervention bénigne et satisfaisante, ne serait-ce que pour éviter ces fistules vagino-rectales que l'on voit parfois se produire chez les malades venues trop tard demander des soins.

Voyons maintenant les résultats obtenus sur les suppurations pelviennes. Que le foyer purulent ait le plus souvent la trompe ou l'ovaire comme point de départ, le fait n'est pas douteux, mais il existe cependant des cas où l'on incise une grosse collection suppurée para-utérine, sans que rien prouve que l'on ait incisé un gros pyo-salpinx. On ne peut sentir les annexes par la voie produite. C'est donc que le foyer siège dans le tissu cellulaire péri-utérin, entourant des annexes que l'on peut supposer saines. L'examen des faits le prouve d'ailleurs ; on rencontre de ces collections au cours des phénomènes d'infection puerpérale par propagation lymphatique probable, et le fait que leur simple incision procure souvent la guérison radicale permet de les considérer comme de véritables abcès du tissu cellulaire.

Ces deux lésions, d'ailleurs, peuvent exister simultanément : la péri-salpingite que nous aurons à envisager dans un instant, peut être remplacée par des foyers multiples suppurés, la suppuration du tissu cellulaire ayant alors comme cause les lésions salpingiennes. Et lorsque l'inflammation devient plus générale encore après des poussées aiguës multiples, au cours desquelles de nouveaux foyers se forment par propagation, le petit bassin est envahi dans sa totalité ; les organes qu'il contient sont immobilisés au milieu de foyers purulents.

Ce sont ces trois formes que nous décrirons sous le nom de poches annexielles suppurées, poches péri-utéro-annexielles suppurées, cellulite pelvienne, et auxquelles nous allons appliquer le traitement par drainage vaginal.

1° *Poches annexielles suppurées*. — Nous serons bref sur l'historique de la question que nous voulons amener de suite à la discussion de la *Société de chirurgie* en 1898.

La colpotomie, déjà défendue dans ces cas par Laroyenne et ses élèves, par Bouilly (1), par Le Dentu (2), fut encore vantée dans la thèse de Rodriguez. Terrier et Pozzi cependant, soutenaient, en 1890, à la *Société de chirurgie* que « la condition essentielle de la guérison durable d'une salpingite purulente est l'ablation du sac » ; mais Bouilly donnait cette raison qu'il pratiquait l'intervention sur des sujets fébricitants épuisés où la laparotomie semble offrir peu de chances de succès.

C'était donc une opération d'urgence et d'attente, vantée par Fritsch (de Breslau) au 4ᵐᵉ Congrès de la Société allemande. Segond exaltait cette voie au Congrès 1892 et Hartmann, en 1893, publiait des cas de salpingites suppurées restées guéries 18 mois après l'opération.

Ce fut au *Congrès de Rome* de 1894 que Laroyenne insista sur l'importance de rechercher et d'ouvrir un foyer

---

(1) BOUILLY. *Société chirurgie*, 1890, et *Congrès de gynécologie*, Genève, 1896.
(2) LE DENTU. *Gaz. hôpitaux*, 1892.

plus haut situé, et l'on peut se demander si les cas de guérison antérieurs n'étaient pas de simples abcès péri-utérins.

Landau (1) prescrivait la ponction exploratrice avant l'incision, et Rodriguez établissant un an plus tard le lieu de l'incision immédiate en plein cul-de-sac postérieur, faisait déjà ses réserves pour les cas compliqués et posait les indications d'agir par cette voie sur les poches unilatérales uniques et grosses.

Vogel (2) n'était pas de cet avis et vantait la ponction, mais nous reviendrons sur ce sujet.

Hartmann donnait encore une première statistique et Segond, en 1896, prétendait qu'il faut tenter la guérison par simple incision vaginale, quitte à changer de tactique immédiatement ou dans les jours suivants.

La Bonnardière (3) agissait alors par élytrotomie postérieure interligamentaire, ce qui n'empêchait Hartmann, au *Congrès de Genève*, de faire des réserves sur le pronostic de l'opération, celle-ci ne devant s'adresser qu'aux collections bombant et unilatérales.

Doyen, au *Congrès de Moscou* 1897, la trouve cependant supérieure, du fait de l'évacuation du foyer, à l'hystérectomie d'emblée. Massier vint résumer la question dans sa thèse, en 1898.

Hartmann donnait ensuite comme une invite certaine à l'opération le fait de trouver une douleur nettement localisée dans le cul-de-sac postérieur, même dans les cas de poches petites, haut situées.

<hr>

(1) LANDAU. *Berl. klin. Woch.*, 1894, n° 22.
(2) VOGEL. *Wiener med. Wockens.*, 1894, n° 88.
(3) LA BONNARDIÈRE. *Ann. Gyn. et Obst.*, 1896, t. XLV, p. 45.

C'est alors qu'en mai 1898 survint la communication de M. Monod, établissant d'abord le fait de l'existence de deux foyers, un de péri-salpingite séreuse, l'autre le foyer suppuré salpingien lui-même. Il présentait une série de 25 observations et en déduisait déjà que le résultat était plus favorable dans les cas unilatéraux.

Nous ne reviendrons pas sur la technique opératoire, ne pouvant non plus entrer dans le détail des discussions. Routier, Le Dentu, Tuffier, Chaput se rangèrent de ce côté; Ricard, Schwartz et Richelot apportaient des observations contredisant les effets attribués à cette méthode.

Cherchons dans nos observations à nous faire une idée nous permettant d'émettre un avis.

Nous constatons d'abord que par l'incision méthodiquement faite et transversale, en cheminant le long de la face postérieure de l'utérus, on arrive assez facilement à la perception du foyer. Et si l'on veut s'en rapporter aux observations citées à la fin de notre travail, l'on pourra voir que nous avons eu des cas de guérison par la simple incision d'une poche salpingienne. Il faut constater cependant que dans les cas que nous avons en vue, il s'agit bien de collections grosses, unilatérales; mais qu'aussi l'infection paraît de date récente. Cette constatation se trouve d'ailleurs en rapport avec l'anatomie pathologique des organes malades; l'on comprend bien que, dans ces cas, les parois de la poche soient moins profondément altérées. Et n'est-ce pas justement le fait de laisser par cette méthode les parois salpingiennes dans le bassin qui sont la cause des récidives que l'on obtient, jusque six ans après l'intervention, comme dans le cas de Schwartz? Il nous paraît donc naturel que

H.   6

le drainage donne de meilleurs résultats dans les cas aigus pour cette raison.

Mais, cependant, que d'insuccès à mettre sur le compte du drainage simple des salpingites suppurées! Si familiarisé que l'on soit, d'ailleurs, avec la technique de l'opération, nous croyons qu'il est difficile d'affirmer que l'on opère toujours de la même façon. Comment est-il possible, en effet, de se rendre compte de la situation exacte, de la direction et de l'étendue de la brèche que l'on pratique à la trompe? Nous savons bien que la main abdominale abaisse les foyers; mais nous croyons que l'on peut être sûr seulement que c'est la trompe, qu'on la crève, et qu'il sort du pus. Ce n'est pas, à notre sens, une précision suffisante pour permettre de faire toujours une bonne intervention. Si bénigne qu'elle soit d'ailleurs, elle est loin d'être toujours sans danger et il est arrivé à des opérateurs, que l'on ne peut accuser d'inexpérience dans la question, de franchir par exemple la limite des adhérences qui vous donnent la sécurité par cette voie.

Obs. XII. — *Volumineux abcès rétro-utérin. Incision vaginale. Mort.*

(Obs. XIX de la thèse ROGER, due à l'obligeance de M. ROUTIER.)

M. G..., blanchisseuse, 48 ans, bien réglée dès l'âge de 12 ans, a eu 5 enfants, le dernier il y a vingt-cinq ans. Depuis deux ans, pertes abondantes avec caillots. Dernière métrorrhagie le 1er novembre 1896. Vives douleurs; fièvre; température 38 à 39°. Entre à l'hôpital Necker le 16 novembre.

Examen. — Masse douloureuse à fluctuation obscure, dans les culs-de-sac droit et postérieur. Utérus immobilisé, refoulé en avant et à gauche.

OPÉRATION. — Incision du cul-de-sac postérieur le 18 novembre. L'opérateur pénètre dans la cavité péritonéale et crève avec le doigt une poche, qui donne issue à 500 grammes environ d'un pus fétide. Pendant ces manœuvres, deux grandes franges épiploïques rebelles viennent s'engager continuellement entre les lèvres de la plaie vaginale. Drainage. Décès dans la nuit du 20 novembre.

L'épiploon peut encore être sous une autre forme un danger sérieux, et nous faisons allusion à ces hémorrhagies parfois abondantes qui se produisent en décollant de l'épiploon adhérent. Le tamponnement est indiqué, mais alors plus de drainage ; et si l'hémorrhagie paraît abondante, c'est l'intervention plus radicale immédiate qui est nécessaire.

C'est alors encore le rôle d'opération d'urgence et préparatrice en quelque sorte que nous réserverons à la colpotomie appliquée à ces cas. Nous savons que M. Quénu prétend que les adhérences post-opératoires peuvent rendre plus dangereuse et plus laborieuse une extirpation totale secondaire, et avec raison aussi que la condition de guérison sûre est l'ablation du sac. Nous reconnaissons son autorité en la matière, mais la première de ces contre-indications nous paraît moins formelle que la deuxième et nous avons appliqué la colpotomie comme opération préparatrice, notamment dans le cas suivant.

OBS. XIII. — *Salpingite suppurée d'origine puerpérale faisant saillie dans le cul-de-sac postérieur. Colpotomie.*

(Service de M. le Dr LEJARS.)

Mme B..., ménagère. Entrée le 5 octobre 1900, à l'hôpital Tenon. A la suite d'un accouchement, qui date de six semaines, accidents fébriles, douleurs pelviennes ; on constate dans le cul-de-sac postérieur une grosse masse pseudo-fluctuante, douloureuse, recouverte d'une muqueuse vaginale œdématiée et se continuant à gauche avec une tuméfaction bosselée, plus dure, également douloureuse et manifestement annexielle. On prend le parti d'inciser d'abord l'abcès par le vagin, de réserver à plus tard l'intervention complète par le ventre.

OPÉRATION, le 18 octobre. — Incision transversale du cul-de-sac postérieur après curettage utérin. On tombe sur une masse rétro-utérine d'une dureté extrême, accolée à l'utérus d'une part et recouverte d'autre part d'une languette épiploïque. On se rend compte qu'il s'agit de la trompe gauche prolabée et entourée d'adhérences très solides. Avec le doigt, on décolle la masse de la face postérieure de l'utérus et, à ce niveau, on ouvre l'abcès qui contient environ deux cuillerées de pus. Lavage. Drain. Pansement vaginal.

Sortie le 4 novembre, mais a encore un peu de température. Douleurs à la marche.

La malade, revue le 27 novembre, rentre dans le service, l'état général s'est notablement amélioré, mais il reste à gauche la masse annexielle signalée plus haut que l'on va cette fois enlever par la laparotomie.

Il faut cependant bien dire que même en ne comptant que gagner du temps, évacuer un foyer et mettre la malade en meilleure situation pour une deuxième opération, on est souvent déçu d'une façon cruelle. Nous trouvons dans la thèse de Dally cette observation, qui est pour nous la preuve évidente que la colpotomie est une opération incomplète.

Obs. XIV
(Observation LIII de la thèse DALLY, 1898, Serv. de M. MONOD.)

G..., 32 ans. Entrée le 22 avril 1896.

Il y a treize mois, douleurs dans le ventre et rétention d'urine ayant nécessité le cathétérisme plusieurs fois pendant trois mois.

Il y a trois mois, la malade est obligée de s'aliter. Pleurésie droite (?) ; douleurs abdominales ; péritonite (?). Un médecin appelé porte le diagnostic de fibrome (?). Il y a deux mois, interruption des règles qui reparaissent le 4 avril, abondantes, sans caillots.

État à l'entrée. — État général mauvais. Fièvre. Col utérin contre la symphyse. Utérus immobilisé. Cul-de-sac postérieur occupé par une masse dure qui s'étend transversalement dans toute son étendue. Dans le cul-de-sac droit, autre masse de la grosseur d'une tête de fœtus, très perceptible par le palper ; elle remonte en effet à mi-chemin de l'ombilic, semble fluctuante. Dans le cul-de-sac gauche, troisième masse, moins volumineuse, rénitente. Les deux masses latérales se réjoignent sur la ligne médiane, ce qui fait que tout le petit bassin paraît rempli.

Opération, 23 avril 1896. — Incision du cul-de-sac postérieur. Flot de pus fétide.

Deux gros drains. Lavages.

Suites. — Bonnes les premiers jours.

25 avril. Premier pansement. Il s'écoule encore du pus en abondance. Lavages. Drains enlevés et remis.

5 mai. La température, qui s'était abaissée, remonte. On explore la cavité avec le doigt pour s'assurer qu'il n'y a plus de rétention. On découvre ainsi une nouvelle grosse masse fluctuante qui, par le palper combiné, semble grosse comme une tête de fœtus. Cette nouvelle collection est incisée au bistouri ; il s'est écoulé un nouveau flot de pus dans cette cavité. Lavage.

Il était donc évident que, lors de la première intervention, on n'a ouvert qu'une péri-salpingite suppurée, que cette fois on a atteint le foyer salpingien.

Il était malheureusement trop tard. La température tombe, mais l'infection continue. État général grave, subdélire.

Le 12 mai, la malade est emmenée chez elle, mourante, par sa famille.

Il ne nous paraît aussi pas douteux, qu'une manœuvre plus radicale d'emblée aurait été préférable, et cela nous confirme dans cette idée que drainer un foyer de pelvi-péritonite enkystée péri-tubaire est évidemment une bonne chose, mais que la source du mal est bien malgré cela dans la trompe et que l'on s'endort sur une fausse sécurité.

L'observation suivante nous montre que, même en contact avec une poche drainée, les lésions salpingiennes n'ont que peu de tendance à régresser et continuent toujours à être le grand danger. Et cependant il ne s'agit pas encore dans ce cas de cellulite pelvienne, c'est déjà nous faire prévoir les désillusions auxquelles on court souvent par cette voie.

Obs. XV

H. B..., 20 ans. Entrée le 2 septembre, à l'hôpital Beaujon.

Quelques jours après un curettage, M. Morestin pratique la colpotomie postérieure le 24 septembre. Issue d'un litre de pus extrêmement fétide. Lavage. Gros drain.

Lavages quotidiens, consécutifs, à l'eau oxygénée, mais la température est toujours à grandes oscillations.

L'état général devenant de plus en plus mauvais, et le drain laissant toujours s'écouler beaucoup de pus, on décide une nouvelle opération par le vagin, l'état de la malade ne semblant permettre d'autre intervention.

Opération, le 11 octobre, par M. Lejars. — Agrandissement de la brèche vaginale. Extraction des deux trompes qui présentent des lésions considérables. Deux pinces à demeure. Ablation. Lavage. Drain.

La malade, après quelques jours d'amélioration, s'affaiblit de plus en plus et meurt le 18 octobre.

Ces faits, heureusement, permettent quelquefois d'intervenir encore à temps par une opération radicale.

L'observation suivante en est la preuve.

Obs. XVI. — *Salpingo-ovarite. Abcès rétro-utérin. Incision vaginale.*

(Obs. 4 de la thèse ROGER, due à l'obligeance de M. ROUTIER.)

M. G..., 40 ans. Généralement bien réglée. A eu, il y a quatre ans, une poussée de pelvi-péritonite ; depuis cette époque la malade a toujours conservé quelques douleurs pelviennes.

14 octobre 1891. En rentrant d'un bal, la malade est prise d'une douleur très vive dans le ventre, avec nausées, et vomissements. Les règles, qui avaient cessé depuis huit jours, reparaissent, et ne s'arrêtent que le 25 octobre.

Examen. — Fièvre, ventre ballonné, plastron abdominal du côté gauche, utérus plaqué contre le pubis, par une masse rénitente qui occupe les culs-de-sac latéraux et postérieur.

OPÉRATION. — Le 29, incision transversale du cul-de-sac postérieur. Premier abcès dans la base du ligament large gauche, puis sensation de tumeur, lisse et arrondie, à droite de l'utérus, grosse comme une tête de fœtus. L'opérateur la rompt avec le doigt, il s'en écoule une grande quantité de pus très fétide. Les annexes gauches, une masse dure et adhérente, à la paroi pelvienne. Lavage, drainage, tamponnement du vagin.

Le 31. Pansement.

2 novembre. T. 37°, mais la langue est encore mauvaise, et le ventre sensible. Deuxième pansement.

Le 27. Vomissements, frissons, température élevée. Utérus complètement immobilisé, grosse tuméfaction à gauche, montant jusqu'à l'ombilic.

Le 28. Agrandissement de l'ouverture vaginale et rupture à grand'peine de la nouvelle collection.

8 décembre. La malade va beaucoup mieux.

Résultat éloigné. — En avril 1893, la malade, rendant toujours du pus, subit l'hystérectomie vaginale.

Il faut songer aussi qu'à côté de toutes ces relations de

malades revues et réopérées, il existe encore bien d'autres résultats médiocres; ces malades souffrent encore, mais vont quand même, leurs souffrances n'étant pas assez fortes pour les décider à venir revoir leur médecin. Elles ont été soulagées immédiatement, cela est certain, mais elles ne sont pas dans un état qui permette d'attribuer à l'incision vaginale, quelle que soit sa direction suivant le siège des lésions, le titre d'opération curative, les cas de guérison complète indéniable ne se montrant que lorsqu'il s'agit d'inflammation salpingienne aiguë.

1° *Poches péri-utéro-annexielles suppurées.* — Ces cas, sur la pathogénie et la situation desquels nous nous sommes expliqué, nous offrent heureusement à considérer de meilleurs résultats. L'anatomie pathologique, d'ailleurs, pouvait nous le faire prévoir, ici, plus de débris de trompes ou d'ovaires laissés dans l'excavation, des parois; au contraire, de nouvelle formation et susceptibles de se résorber. Comme appui à la théorie pathogénique que nous avons énoncée antérieurement, nous voulons citer l'observation suivante.

Obs. XVII. — *Abcès rétro-utérin d'origine puerpérale. Colpotomie. Guérison.*

(Service de M. le Dᵣ Lejars.)

Mᵐᵉ S..., 39 ans, blanchisseuse. Entrée à l'hôpital Tenon le 31 octobre 1900.

Jusqu'au 9 octobre, aucun accident génital; cinq enfants bien portants. Dernières règles le 10 août. La malade devient enceinte à ce moment.

Le 9 octobre, fausse couche, pertes peu abondantes, mais douleurs violentes, ventre ballonné.

La sage-femme lui dit qu'elle a de la pelvi-péritonite.

Après quelques jours, le ventre redevient souple, mais les douleurs subsistent et la faiblesse est extrême.

Le 30 octobre, la sage-femme sent, au toucher, une masse dans le cul-de-sac postérieur et la fait entrer à l'hôpital.

Examen. — Utérus collé derrière la symphyse.

Le cul-de-sac postérieur est rempli par une grosse masse fluctuante, saillante, douloureuse, que l'on retrouve à deux travers de doigt au-dessus de la symphyse.

Opération, le 3 novembre. — Colpotomie postérieure. La collection est beaucoup plus flasque qu'au moment de l'examen. Après avoir incisé la muqueuse vaginale, on ponctionne et on ouvre une paroi grisâtre qui est celle de l'abcès.

Évacuation d'un verre de pus; on ne sent pas les annexes par l'exploration au doigt, de la cavité fermée.

Lavage, gros drain.

Sort guérie le 22 novembre.

Elle est pour ainsi dire le type des interventions pratiquées pour ces cas. L'exploration de la cavité par le doigt introduit à travers l'incision ne permit pas de sentir les annexes. Le drainage et les lavages eurent vite raison de la suppuration. Dix-neuf jours après, la malade sort guérie.

Le phénomène de la rétraction rapide des parois de la poche ne fut pas noté; cependant nous pourrons l'observer d'une façon évidente dans l'observation suivante. Celle-ci présente encore une constatation intéressante : il y est dit que par l'incision faite au cul-de-sac vaginal, le doigt était dans l'impossibilité absolue de reconnaître et d'explorer le fond de la poche. Le fait, dans ces cas, n'a aucune importance, comme on peut le voir par la suite. Il vaut mieux avoir affaire à un grand enkystement qu'à de petites poches multiples.

Obs. XVIII. — *Phlegmon péri-utérin. Incision vaginale. Guérison.*

(Service de M. le Dr Lejars.)

F. P..., 42 ans, commerçante. Entrée à Beaujon le 24 septembre 1892.

S'est toujours très bien portée. A eu quatre enfants ; accouchements normaux sans aucunes suites de couches, sauf pour le dernier, après lequel elle a eu du prolapsus utérin. Actuellement, d'ailleurs, cystocèle et rectocèle, utérus à 3 centim. de la vulve.

Il y a cinq semaines, en travaillant, elle a éprouvé de violentes douleurs lombaires et vers les deux fosses iliaques. Elle a été obligée d'interrompre son travail. Auparavant elle allait chaque jour se faire soigner par son médecin pour une inflammation d'intestin (?) et de la constipation.

Examen. — On trouve l'utérus, dont le col est gros, immobile et fortement abaissé. Il est adhérent, surtout à gauche.

Par le toucher rectal, on sent, dans tout le cul-de-sac de Douglas, une tumeur molle à droite ; la tumeur, remontant jusque dans la fosse iliaque, est fluctuante. Une ponction ramène du pus.

Opération, le 28 septembre. — La muqueuse du cul-de-sac latéral droit était soulevée en un bourrelet rougeâtre qui rappelait celui de l'abcès dentaire : ce bourrelet était tendu, fluctuant, et quand on insistait, extrêmement douloureux.

Je fis d'abord une ponction avec une aiguille de l'appareil Potain ; il sortit immédiatement du pus. J'incisai alors sur une étendue de 2 centim. et demi environ le cul-de-sac vaginal ; il sortit une grande quantité de pus (non loin d'un demi-litre). Mon doigt, pénétrant par l'incision, entrait dans une cavité, située derrière le côté de l'utérus, cavité mamelonnée et de parois irrégulières dont je ne pus atteindre le fond (à cause de l'étroitesse de l'ouverture vaginale).

Grands lavages au sublimé ; on laisse dans la cavité une bandelette iodoformée. Injections bi-quotidiennes au sublimé.

La cavité se rétrécit très rapidement et l'écoulement se tarit peu à peu. L'état général se remonte extrêmement vite et la température tombe.

A la sortie de la malade, on sentait une cicatrice juste au niveau de l'incision ; un peu d'écoulement vaginal leucorrhéique, rien de plus. Excellent état.

Il existe cependant des cas intermédiaires entre la forme d'abcès que nous venons d'étudier et la forme, beaucoup plus grave celle-là, qui constitue la troisième variété que nous décrirons des suppurations pelviennes.

Au moment de l'intervention, grâce à l'incision vaginale pratiquée dans les conditions voulues, on peut évacuer le foyer purulent. Le doigt introduit dans la cavité ne sent pas de bosselures, ni de poches fluctuantes surajoutées. L'on croit se trouver en présence d'un abcès péri-utérin. Mais l'observation plus complète de la malade, au moment même de l'intervention, permet déjà de faire certaines réserves. Il ne faut pas s'en tenir, pour formuler un pronostic immédiat, à la seule constatation de l'unité du foyer. Il faut encore observer si, après son évacuation, l'utérus se laisse un peu mobiliser.

Si l'organe semble retenu par les adhérences, il est évident qu'il ne faut pas faire de réserves trop absolues, puisque ces adhérences peuvent se résorber; mais il faut quand même se dire qu'alors le processus inflammatoire était plus avancé que l'on pouvait le croire et s'attendre à un résultat ultérieur moins satisfaisant.

Cette observation le prouve.

Ons. XIX. — *Paramétrite antérieure. Phlegmon de la gaine hypogastrique. Incision vaginale.*

(Obs. 3 de la thèse ROGER, due à l'obligeance de M. ROUTIER.)

A. G..., 25 ans entrée le 7 octobre 1891 à l'hôpital Cochin. Menstruation régulière à partir de 14 ans; à 18 ans, accouchement suivi de pelvi-péritonite ; à 19 ans, autre accouchement, dont la malade est très longue à se remettre. En juillet dernier, fausse couche de six semaines suivie de douleurs pelviennes très vives ; la malade n'a pas quitté le lit jusqu'à son entrée à l'hôpital.

Examen. — Femme pâle extrêmement maigre. Abdomen plat, tuméfaction en plastron à gauche. Utérus immobilisé, le cul-de-sac postérieur est libre, mais en avant on aperçoit une tuméfaction qui se continue en arrière et à gauche.

OPÉRATION. — Incision du cul-de-sac postérieur, le 14 octobre. L'utérus ne baisse pas. Par le toucher à travers la plaie vaginale l'opérateur constate que le petit bassin est libre, la face postérieure lisse, les annexes saines et mobiles. Il pratique alors une incision précervicale, commence à décoller la vessie, et tombe dans un foyer d'où sortent du pus et des fongosités. Curettage et drainage du foyer.

Résultat éloigné. — L'opérée est revue en août 1892. Il paraît que depuis l'intervention qu'elle a subie, la malade a, tous les mois environ, un gros abcès qui s'ouvre tantôt dans le rectum, tantôt dans la vessie. L'examen ne permet de reconnaître que l'immobilisation de l'utérus. L'opérée revient le 3 septembre. A ce moment on sent au point où avait été pratiquée l'incision vaginale antérieure, une tuméfaction douloureuse. Une intervention est proposée à la malade qui est prise de peur, et s'en va.

Comme on le voit, les annexes étaient saines et mobiles, mais les adhérences, signes d'une inflammation non encore éteinte, n'ont pas permis au drainage d'effectuer complètement son effet.

Quoi qu'il en soit, c'est dans cette forme de suppuration pelvienne, à foyer unique, d'origine septique évidemment, mais dû probablement à une propagation lymphatique, que le drainage vaginal donne les meilleurs résultats. La colpotomie est alors une voie rationnelle qui permet aux phénomènes généraux et locaux de s'amender rapidement et est la plupart du temps une opération curatrice.

3° *Cellulite pelvienne.* — Tout autres sont les résultats obtenus par le drainage vaginal dans cette forme. Et comme nous le verrons, c'est seulement à titre d'opération pratiquée d'extrême urgence, en raison de la gravité tout à fait exceptionnelle de l'état général, que nous aurons à recommander cette méthode. Il paraîtrait cependant facile, théoriquement, en se servant de brèches vaginales, multiples à la rigueur, de se servir de cette voie. Le doigt introduit profondément, aidé dans son travail par la palpation bimanuelle qui lui renvoie les lésions, devrait pouvoir s'orienter, sentir nettement, crever les collections. Il n'en est rien malheureusement, quelque effort que l'on fasse.

L'on agit au milieu d'un bassin dans lequel la présence de l'utérus, fortement immobilisé, est un obstacle. On croit sentir, on crève; on draine le plus qu'on peut et il se trouve encore des poches supérieures dont la situation élevée et profonde a garanti l'intégrité.

Évidemment, dans certains cas, on peut obtenir des résultats, résultats palliatifs naturellement, car c'est tout ce que l'on peut demander alors au drainage.

Il ne peut être question, sauf tout à fait spécialement, de pratiquer l'ablation des annexes malades au milieu de ces poches et de ces adhérences multiples.

Mais, même en ne désirant que l'amélioration passagère, on est déçu par les résultats obtenus.

Le mieux qui puisse arriver est, au prix de délabrements parfois considérables, d'arrêter le processus dans sa marche et de parer au plus pressé, même au prix de suites d'opération pénibles. Cette observation en est la preuve.

Obs. XX. — *Phlegmon de la gaine hypogastrique. Incision du cul-de-sac postérieur. Incision du cul-de-sac antérieur.*

(Obs. 24 de la thèse Roger, personnelle.)

M. G..., ménagère, âgée de 20 ans, entrée à l'hôpital Necker le 15 juillet 1899 ; réglée à 14 ans. Accouchement à terme le 8 juillet 1899 ; trois jours après, douleurs très vives dans le bas-ventre, frissons, fièvre, vomissements. T. 39°,4, le jour de l'entrée à l'hôpital. État général très grave.

Examen. — L'utérus est perdu avec les annexes au milieu d'une gangue inflammatoire très douloureuse. Une curette introduite dans la cavité utérine, ramène des restes de membranes puriformes. Pas de curettage, mais très grand lavage intra-utérin : 20 litres d'eau bouillie, tamponnement de la cavité utérine avec de la gaze aseptique.

16 juillet. Nouveau lavage intra-utérin, un gros drain est laissé dans la cavité utérine. T. 37°,4.

Le 19. T. 40°, dans la soirée. Lavage immédiat ; le lendemain matin, la température retombe à 38°,4.

Le 21. T. 40°,6. Lavage intra-utérin quinine.

Le 22. T. 37°,2.

Oscillations de la température entre 37°, 39° jusqu'au 10 août. A ce moment, les signes physiques sont plus nets : la gangue inflammatoire péri-utérine a disparu, mais il persiste à gauche une induration du cul-de-sac latéral, qui gagne peu à peu en haut et d'arrière en avant. On sent au-dessus de l'arcade de Fallope une tuméfaction commençante qui fait tous les jours des progrès. On assiste ainsi au développement très net d'un phlegmon de la gaine hypogastrique gauche. L'état général est un peu meilleur, cependant la malade a toujours un teint plombé qui présume une infection profonde et généralisée.

Opération. — Incision du cul-de-sac postérieur, le 10 août ; on entre d'emblée dans la cavité péritonéale et ce n'est qu'ensuite que le foyer purulent est ouvert ; le pus, pour s'écouler, traverse donc la partie la plus déclive de la cavité péritonéale. Drainage à l'aide de mèches de gaze iodoformée et de deux gros drains.

Le 12. La température ne dépasse pas 38° ; mais l'état général est mauvais. Vomissements verdâtres, ballonnement du ventre, pouls rapide. La malade fait de la péritonite. Injection d'un litre de sérum.

Le 13. Les signes de péritonite s'amendent, mais le thermomètre remonte dans la soirée à 39°,2.

La température oscille entre 38° et 39°,5 jusqu'au 18 août. L'état général laisse toujours beaucoup à désirer et la malade s'affaiblit de plus en plus, malgré les injections répétées de sérum.

Le 18. Incision du cul-de-sac antérieur demi-circulaire antérieure sur le col utérin, comme dans le premier temps de l'hystérectomie, décollement de la vessie ; mais à peine ce décollement est-il amorcé qu'un flot de pus s'échappe de la partie gauche du paramétrium, alors que les drains placés dans le cul-de sac postérieur ne donnaient plus qu'un écoulement insignifiant. Grand lavage prolongé du foyer purulent, drainage à l'aide de mèches de gaze et de deux gros drains.

La température descend en deux jours à 36°,7. Mais apparition d'ictère, de subdélirium. Le pronostic reste très réservé jusqu'au 27 août. A cette date tous les phénomènes s'amendent et l'on sent que la malade a triomphé de l'infection. Les drains placés dans le cul-de-sac antérieur tombent spontanément le 29 avril.

Le 31. La malade quitte l'hôpital, elle est en pleine convalescence, mais se trouve encore très affaiblie. On la transporte chez elle dans une ambulance.

Examen à la sortie. — La plaie du cul-de-sac postérieur est cicatrisée, par l'incision antérieure s'écoule encore du pus en abondance. Le cul-de-sac latéral est encore induré.

Elle est cependant le type du meilleur résultat pouvant être espéré.

Car il n'en est pas toujours ainsi, après des alternatives où l'on espère, où le drainage semble devoir faire amender les phénomènes généraux, la situation s'aggrave à nouveau et la malade est dans un état qui ne permet plus d'intervenir plus largement.

Cette aggravation peut suivre deux modes différents et tout d'abord suivre une marche irrégulière, par bonds et qui n'en est que plus déconcertante au point de vue d'une résolution à prendre. C'est celle que l'on peut étudier dans l'observation suivante.

Obs. XXI. — *Abcès rétro-utérin. Incision vaginale postérieure. Poussée nouvelle de péritonite. Mort.*

(Service de M. Lejars.)

P. F..., 19 ans, domestique. Entrée le 15 mai 1900 à l'hôpital Tenon, salle Delessert, n° 18.

Réglée à 14 ans. Fausse couche de 15 jours environ, il y a un mois et demi. Immédiatement après, commence à souffrir dans le ventre, sans pertes. Entre à l'hôpital une première fois, ayant continué à travailler 15 jours encore après l'accident. A ce moment, on ne trouve rien qui justifie une opération. Pendant son séjour à l'hôpital, la malade contracte la rougeole et est envoyée à Aubervilliers. Douze jours après, elle entre à Tenon. Douleurs dans l'abdomen, plus vives. Température 38°, le jour de l'entrée. Au toucher, masse dans le cul-de-sac postérieur, douloureuse, qui ne paraît pas très volumineuse.

État général assez bon, symptômes nerveux assez prononcés. Rien dans les urines.

Opération, le 17 mai 1900. — Colpotomie postérieure. Grande quantité de pus provenant d'une cavité rétro-utérine qui semble bien fermée et dans laquelle, après lavage, on se contente de laisser un drain.

Quinze jours après l'opération, la malade se lève, avait bon appétit, allait très bien. Deux jours après, elle se sent plus mal, douleurs dans le ventre, vomissements. Sous l'influence de la glace appliquée en permanence sur le ventre et des grandes injections de sérum, la situation paraît s'améliorer notablement, elle reste à peu près stationnaire pendant une dizaine de jours, puis les accidents s'aggravent brusquement, le pouls devient très petit et mauvais et la malade succombe sans qu'on ait cru pouvoir faire une intervention abdominale secondaire.

A l'autopsie, on trouve le petit bassin rempli de foyers purulents multiples qui se prolongent plus haut entre les anses intestinales. Pyosalpinx double. Il est regrettable que la laparotomie n'ait pas été faite dès le début de la rechute, mais la marche irrégulière, torpide et par poussées de la péritonite purulente progressive a donné le change jusqu'au bout.

D'autres fois, il n'en est même pas ainsi, malgré la rapidité de l'intervention, malgré l'exécution de tous les procédés amenés à relever l'état général de la malade : la situation s'aggrave de plus en plus, au point de paralyser d'une façon absolue les efforts du chirurgien.

Voir l'observation suivante :

H.   7

Ous. XXII. — *Pyosalpinx double ; pelvi-péritonite suppurée à poches multiples. Colpotomie postérieure. Mort.*

(Service de M. le Dr Lejars.)

R. M..., 33 ans. Entrée le 22 novembre 1900 dans le service de M. le Dr Lejars, à Tenon. La malade a eu deux enfants. A la suite de sa dernière couche, qui date de 11 ans, elle eut de la salpingite droite. A la même époque, on lui aurait fait un curettage.

Depuis lors, elle souffre presque régulièrement tous les six mois ; les crises durent une huitaine de jours habituellement ; elle ne vomit pas ; elle a de la fièvre. En dehors des crises, elle se porte bien. La malade entre à l'hôpital, souffrant depuis douze jours du côté droit de l'abdomen ; elle a été prise brusquement en travaillant. Depuis quatre jours, elle a des vomissements bilieux, avec de la température ; la langue est saburrale, rouge sur les bords, le facies grippé. Depuis quelques jours, elle a de la diarrhée et de plus de la rétention d'urine.

A l'inspection, on constate une légère voussure du côté droit de l'abdomen. La palpation de la région, gênée par la résistance des muscles de la paroi, ne dénote rien. Ventre tendu, ballonné, sonore. Au toucher, on sent une grosse masse fluctuante et douloureuse dans le cul-de-sac postérieur.

Le pouls est à 125, petit, fréquent, fort mauvais ; la température ne dépasse pas 37° ; facies tiré, un peu violacé ; la peau des extrémités est froide. La situation est évidemment fort grave et à bref délai.

On émet d'abord l'hypothèse d'une appendicite à forme pelvienne ; quoi qu'il en soit, le volume et le relief de la collection rétro-utérine, saillante dans le vagin, paraissent indiquer le mode d'intervention.

Anesthésie très prudente à l'éther, après injection sous-cutanée préalable de sérum artificiel. Colpotomie postérieure. Il s'écoule environ trois verres de pus rougeâtre, très fétide ; l'exploration de la poche, au doigt, la montre fermée de toutes parts avec des parois irrégulières, sans bosselures, sans fluctuation nette au pourtour. Lavage à l'eau bouillie, gros drain, tamponnement vaginal.

La malade se réveille, mais elle s'affaiblit rapidement, malgré l'injection continue de sérum, et s'éteint à la fin de la journée.

AUTOPSIE, le 24 novembre. — A l'ouverture du ventre, on trouve le bassin rempli d'une série de logettes purulentes, qui se prolongent dans les deux fosses iliaques, surtout à gauche, en fusant derrière l'anse sigmoïde. Il y a là un énorme foyer purulent à compartiments multiples, limités par des adhérences et par les anses grêles les plus déclives : l'incision vaginale a ouvert le compartiment central, dans lequel nous retrouvons notre drain et qui est vide ; les abcès limitrophes sont trop éloignés pour que le doigt, introduit par l'orifice de colpotomie, puisse les atteindre, ou du moins en apprécier avec quelque netteté les caractères.

L'utérus est gros, infléchi en arrière. Les deux trompes sont transformées en une poche purulente, sans dépasser d'ailleurs le volume d'une grosse noix verte. La trompe droite est adhérente à l'appendice, mais celui-ci ne présente aucune lésion appréciable.

Le diagnostic anatomique est donc celui de pelvi-péritonite suppurée à foyers multiples, d'origine pyo-salpingienne.

Étant donné l'état d'infection profonde et de mort imminente dans lequel se trouvait la malade au moment de l'intervention, il ne semble pas douteux que la laparotomie eût été suivie d'un résultat identique. Elle eût permis, tout au moins, la reconnaissance et l'évacuation successives des poches purulentes, suivies de l'ablation des trompes et d'un grand lavage ; la grande cavité péritonéale étant indemne, cette opération pratiquée à temps, avant la septicémie irrémédiable, eût pu, suivant toute apparence, être heureuse. Ce qui est certain, c'est que dans les formes de ce genre (et cet exemple le prouve), la colpotomie est absolument impuissante à assurer le drainage total des multiples abcès, et quoi que l'on fasse, ne saurait être qu'une intervention incomplète.

Nous nous séparerons donc de Roger lorsqu'il dit dans sa thèse : « la cellulite pelvienne, quelle que soit sa variété anatomique, sera traitée par l'incision vaginale ». La seule excuse de s'en tenir là, serait la gravité exceptionnelle de l'état de la malade. Et nous persistons à dire qu'à la suite de l'incision, si la situation ne s'améliore pas rapidement d'une façon sensible, il ne faut pas attendre, il ne faut pas trop espérer, ce serait en vain, mais pratiquer de suite une intervention plus radicale, lorsque l'état général le permet encore.

Nous n'avons parlé jusqu'à présent que de l'incision comme moyen de drainer les collections du petit bassin. Il est cependant un autre moyen, le plus ancien celui-là, qui est encore appliqué par quelques chirurgiens : nous voulons parler de la ponction. Nous ne rappellerons pas, depuis Chassaignac jusqu'à Laroyenne qui la complète d'un débridement fait d'une façon spéciale, tous les auteurs qui s'en servirent. Nous ne chercherons donc que dans les observations publiées par Morély dans sa thèse, les appréciations que l'on peut émettre à ce sujet.

Constatons tout d'abord qu'il existe parfois de bons résultats. Dans certains cas, particulièrement de poches uniques et latérales, la ponction a donné la même réussite que procure l'incision. Mais comme nous ne croyons pas qu'il soit plus difficile de se servir du bistouri dans la colpotomie, si grande soit la simplicité que ses partisans veulent accorder à la ponction, nous voulons établir que celle-ci est en outre un moyen aveugle et souvent dangereux.

Nous renvoyons le lecteur, pour la technique opératoire et l'instrumentation spéciale pratiquées par M. Chaput, à la thèse de Morély. Nous admettons que l'on peut acquérir rapidement la faculté de bien se servir de la pince-trocart, mais quel bénéfice pourrons-nous retirer de son emploi? Dans les cas de collections énormes, saillant directement sous le vagin, il est évident que la ponction est facile. Mais est-elle aussi sûre, lorsqu'il s'agit d'atteindre une poche moyenne, haut située, que l on immobilise même par la main abdominale? nous ne le croyons pas. Il nous paraît difficile, ayant en main un instrument de cette longueur, de diriger sûrement sa pointe suivant la direction que donne M. Chaput. Il nous paraît encore plus difficile de savoir exactement à quelle profondeur on se trouve, vu que la partie terminale de la pince, étant aiguë, l'on ne peut avoir nettement la sensation d'une résistance vaincue à une certaine distance. Ces deux raisons expliquent sans doute la fréquence des ponctions blanches, et les lésions que l'on peut causer aux organes voisins.

Par une incision de colpotomie, au contraire, c'est le doigt, instrument intelligent, qui agit dans la profondeur. Il peut mesurer exactement la force de l'effet produit à la résistance qu'il éprouve. Il suit un guide, la face postérieure de l'utérus ; n'agit pas seulement par son extrémité, mais peut se rendre compte de l'état des régions qu'il traverse, limitant son action d'une façon précise à chaque pas de l'intervention et changeant de direction suivant les sensations perçues. Et même dans le cas d'adhérences des organes voisins, il pourra mieux se rendre compte qu'un instrument aveugle de la présence de ces organes, et en trouvant plus sûrement le foyer suppuré, ménager plus sûrement l'intégrité de la vessie ou du rectum.

Obs. XXIII. — *Pyosalpinx aigu. Double ponction à l'aide de la pince-trocart. Guérison persistant dix-huit mois après l'opération.*

(OBS. IV de la thèse MORÉLY, service de M. CHAPUT.)

Mme la comtesse de Str..., âgée de 40 ans, habitant Sava, entre à la maison Dubois, le 12 juin 1898. Service du Dr Chaput.

Réglée à 16 ans, et depuis, régulièrement et abondamment.

Mariée à 22 ans, ni enfant, ni fausse couche.

Elle fut soignée il y a cinq ans, à Nice, pour une métrite.

Maladie actuelle. — Dix jours avant son hospitalisation, à la suite de règles normales, la malade a été prise subitement de douleurs dans le ventre, de vomissements alimentaires, puis bilieux. Le ventre est devenu gros, tendu, l'état général inquiétant. Cependant la température n'a jamais dépassé 37°,5 à 38°.

Repos au lit, et dès le 5° jour, amendement des phénomènes.

La malade se met en route pour la Hollande, mais ce voyage provoque des accidents analogues, et la malade s'arrête à Paris.

A notre examen, la malade se plaint de douleurs abdominales vives, surtout marquées dans la fosse iliaque gauche. Le ventre est ballonné; au toucher, on sent un col petit, conique, de consistance ferme en position normale.

Le cul-de-sac antérieur paraît sain. Le droit est souple, dépressible non douloureux.

Dans le cul-de-sac latéral gauche, on constate la présence d'une grosse masse (tête du fœtus) régulière, remplissant aussi le cul-de-sac postérieur.

Le palper bimanuel permet de mieux préciser le volume de la tumeur qui remonte à quatre travers de doigt au-dessus de l'arcade crurale.

Vives douleurs dans ces culs-de-sac. L'utérus est parfaitement mobile.

Notons en passant une sténose considérable de l'orifice externe du col, hystérométrie, 7 centimètres.

Opération, le 12 juin 1897. — 1° Curage de l'utérus, après débridement préalable du col; 2° deux ponctions (blanches) à l'aide du gros trocart droit dans les culs-de-sac postérieur et gauche; 3° ponction à gauche, avec la pince-trocart. Il sort un liquide séreux rempli de fausses membranes, mais dans le haut de cette poche, bombe une nouvelle poche qui est ponctionnée de la même façon. Il en sort du pus phlegmoneux; 4° en arrière, dans le cul-de-sac postérieur, première ponction blanche avec la pince.

Deuxième ponction, positive cette fois, donnant issue à une grande quantité de pus phlegmoneux.

Deux ...s drains sont placés dans les poches, et descendent par le vagin jusqu'à 2 centim. en dehors de la vulve.

Injections phéniquées dans les poches.

La malade est prise, une demi-heure après son retour à la chambre, d'une grosse hémorrhagie.

Tamponnement à la gaze, suppression du tube gauche, 300 gr. de sérum intraveineux.

14 juin. Ablation de la mèche, gros drain dans la poche de gauche; il entre loin.

15. Écoulement stercoral peu abondant par l'orifice médian.

23. Ablation des deux tubes.

28. Disparition de l'écoulement stercoral. Plus de poches. Simple induration au niveau de la poche gauche.

16 juillet. La malade sort, l'orifice fistuleux complètement cicatrisé.

Le toucher ne donne plus la sensation d'induration au niveau des annexes.

Résultats éloignés. — Mme de Str..., qui passe sa vie et son temps en pérégrinations, rentre en Hollande, de Paris et Java; elle nous a fait connaître de ses nouvelles ce mois-ci, décembre 1898.

Depuis son opération, elle se porte très bien. Ce qui le prouve surabondamment, c'est qu'elle peut se livrer sans réserves aux fatigues de longs voyages. Elle dit n'avoir pas souffert du ventre.

Comme on le voit dans cette observation, sur cinq

ponctions pratiquées trois furent des ponctions blanches ; c'est donc que la direction à imprimer à l'instrument ne peut être une direction fixe, et cela se conçoit puisque le siège des lésions est différent.

La malade fut prise d'hémorrhagie abondante à la suite de l'intervention, et nous aimons encore mieux décoller que de percer. Là ne s'arrêtent pas les reproches que l'on peut adresser à cette manière d'agir puisqu'un écoulement stercoral se produisait trois jours après. Nous savons que le résultat éloigné fut satisfaisant ; mais ce fut, croyons-nous, au prix de complications que l'on peut éviter et à la suite de délabrements inutiles.

L'observation suivante nous relate encore cinq ponctions sur la même malade. Les trois ponctions blanches faites à droite, à gauche et au milieu ne nous font pas supposer un diagnostic bien nettement établi des lésions. Mais il est encore à considérer que si les deux autres ponctions donnèrent un résultat, la deuxième produisit une fistule stercorale de 3 centim. de hauteur sur 2 centim. et demi de largeur ; complication qu'il serait préférable d'éviter.

OBS. XXIV. — *Pyosalpinx. Ponction à la pince-trocart.*

(Obs. **XXIX** de la thèse MORÉLY, service de M. CHAPUT.)

Mlle Jeanne Low..., âgée de 25 ans, entre, le 26 avril 1897, à la maison Dubois, dans le service du Dr Chaput.

Réglée à 17 ans et depuis très régulièrement.

A été très chlorotique à l'époque de sa puberté. Elle perd en blanc depuis fort longtemps et a eu quelques douleurs dans les reins et les cuisses, surtout accusées au moment des règles.

Maladie actuelle. — Il y a quinze jours, les pertes blanches deviennent abondantes, tachant le linge en vert. La malade ne pouvait supporter l'introduction de la canule dans le vagin, tant le contact en était douloureux. En même temps, exaspération des douleurs du rein et des cuisses.

A l'examen physique, voici ce que nous constatons : le col est conique, normal, donnant du mucus par son orifice externe ; dans le cul-de-sac gauche, une grosse masse remplissant aussi le cul-de-sac postérieur. Cette masse est également perçue par le palper bimanuel. Elle est rénitente, assez régulière, douloureuse.

Dans le cul-de-sac antérieur, perception de la face antérieure de l'utérus antéfléchi.

Le cul-de-sac droit est normal, mais toutefois un peu douloureux. L'utérus mesure 5 centim. et demi.

OPÉRATION, le 4 mai 1897. — 1° Curage ; 2° triple ponction blanche avec le gros trocart de Chassaignac (à droite, à gauche, au milieu ; 3° deux nouvelles ponctions à la pince-trocart, positives cette fois, d'où *ouverture de deux foyers de pus très fétide*, l'un à gauche, l'autre en arrière du col.

Par l'orifice de la ponction postérieure, issue de matières fécales.

L'examen montre que le rectum a été largement ouvert.

Il est probable que l'écartement du mors de la pince a déchiré le rectum adhérent.

Mise à demeure de deux mèches de gaze antiseptique.

25 mai 1897. La fistule pyostercorale mesure 3 centim. de hauteur sur 2 centim. et demi de largeur. La malade étant forcée de quitter bientôt la maison de santé, M. Chaput l'opère de sa fistule.

Avivement des lèvres vaginales, sutures au crin de Florence.

Il en résulte une arête vaginale saillante. M. Chaput ne touche pas à la plaie rectale qui, du reste, est inaccessible.

La malade est constipée (opium).

Poudre d'iodoforme dans le vagin.

Deux tampons phéniqués chaque matin au spéculum pour éviter les inconvénients des injections.

La malade sort le 5 juin, complètement guérie de son pyosalpinx et de sa fistule stercorale.

Nous citerons encore une troisième observation pour mieux justifier nos craintes à l'égard de ce procédé. Si la première ponction eut un résultat, de la seconde s'échappait un jet de sang noir « comme si l'on avait ouvert une grosse veine ». L'hémorrhagie était assez abondante pour nécessiter le tamponnement aux éponges, et le vaisseau ainsi lésé devait être d'un certain volume puisque l'hémorrhagie se reproduisait quarante-huit après, au moment de l'ablation des éponges. Le traitement n'avait d'ailleurs modifié en rien la tuméfaction pelvienne.

A quelque temps de là, nouvelle hémorrhagie, suivie de deux autres encore, et celles-là par le rectum et le vagin, et qui, malgré des tamponnements successifs, emportaient la malade, dont le diagnostic, sans autopsie, était alors celui de métastase d'origine cancéreuse.

Ons. XXV. — *Tumeur colloïde de l'ovaire. Ovariotomie. Abcès pelvien ouvert dans le rectum. Ponction à la pince-trocart. Hémorrhagie intestinale tardive produite par une métastase. Mort.*

(Obs. XXI de la thèse Morély, Service de M. Chaput.)

Mme St..., âgée de 45 ans, est opérée le 5 mai 1898 par M. Chaput, pour une tumeur colloïde rompue dans le ventre. On trouve deux cuvettes de gélatine presque solide dans le péritoine. Double ovariotomie.

Le 12 mai. Abcès de la paroi abdominale ; la plaie est désunie complètement, la fièvre tombe.

Le 16. On constate un gros abcès sous-péritonéal du bassin, lequel s'ouvre spontanément dans le rectum le 20 mai.

L'induration persiste cependant et même augmente et se prolonge dans le ligament large gauche.

4 juin. M. Chaput pratique une première ponction à la pince-trocart dans le cul-de-sac postérieur; il ne s'en écoule qu'une faible quantité de pus grumeleux et de sérosité. Une seconde ponction est pratiquée dans la masse gauche; il s'en échappe un jet de sang noir, comme si l'on avait ouvert une grosse veine. Les deux ponctions sont tamponnées avec des éponges vraies.

Le 6. Ablation des éponges; l'hémorrhagie se reproduit au niveau de la ponction du cul-de-sac gauche. Nouveau tamponnement aux éponges.

Le 8. Placement de deux tubes à ailettes dans les deux ponctions. Le tube gauche est enlevé le 16 juin et le tube médian le 21 juin; cependant la tuméfaction pelvienne n'a aucunement diminué.

Le 22. Il survient une hémorrhagie foudroyante par le vagin et le rectum.

Tamponnement vaginal à la gaze. Nouvelle hémorrhagie dans la nuit, puis une autre le 23 au matin. Tamponnement avec une éponge vraie de l'orifice droit de la ponction médiane; l'autre orifice est cicatrisé.

Injection de sérum (1,000 gr.) dans la veine saphène.

Mort le 24 juin par syncope, après une hémorrhagie provoquée par une injection nouvelle de sérum artificiel.

En somme, le sang provenait, croyons-nous, non pas de l'orifice de la ponction presque complètement cicatrisé, mais de l'intestin, car le sang arrivait très noir et déjà digéré.

Il s'agissait probablement d'une hémorrhagie produite par une métastase cancéreuse.

Même en tenant compte des autres cas où la ponction donna de bons résultats que n'aurait pas manqué de donner l'incision, nous ne pouvons que rejeter d'une façon formelle et absolue la ponction, avec quelque instrumentation que ce soit. Si, dans les cas très faciles, elle n'atteint que le foyer qu'elle cherche, comme on le voit par ces documents elle fournit la preuve qu'elle n'est qu'un procédé aveugle et dangereux.

d) *Appendicite pelvienne.* — Des travaux récents sont venus mettre en vue l'existence désormais certaine de la localisation basse de certaines collections d'origine appendiculaire.

M. Nélaton (1) attirait en 1895 l'attention sur la production à distance de ces foyers ; succédaient à ce travail la publication de Monod et Vanverts (2), suivie bientôt des thèses de Dormoy (3), d'Esnault (4), de Barnsly (1898) et de celle plus récente encore de Chevalier (5).

Rotter, en Allemagne, menait une étude parallèle.

Tout dernièrement, enfin, Lapointe (6) relatait une observation d'appendicite avec foyers péritonéaux à distance.

Nous renverrons à ces divers ouvrages, aux travaux bien antérieurs de Mariage, de Mestivier ; à la publication de Richelot à la *Société de chirurgie* (1890), pour l'étude de l'historique et de la pathogénie de ces localisations.

Nous n'avons l'intention que de chercher l'idée directrice moyenne des observations de tous ces auteurs dans le choix de la voie du drainage de ces abcès.

Rotter (7), tout dernièrement, attirait l'attention des

(1) *Bull. Soc. chir.*, 1895, 24 juillet.
(2) Monod et Vanverts. *L'Appendicite*, Masson, 1897.
(3) Dormoy. *De l'appendicite à forme pelvienne.* Thèse de Lyon, 1897.
(4) Esnault. *Contribution à l'étude de l'appendicite, particulièrement à siège pelvien.* Th. de Paris, 1897.
(5) Chevalier. *De l'appendicite pelvienne.* Th. Paris, 1900.
(6) Lapointe. *Presse médicale*, 10 octobre 1900.
(7) Rotter. *Réunion libre des chirurgiens de Berlin*, 12 février 1900.

chirurgiens sur un côté de la question, en étudiant la pathologie et le traitement des abcès de la cavité de Douglas, dans la pérityphlite.

« A la suite de la pérityphlite, dit-il, les inflammations consécutives se collectent le plus souvent vers le ligament large droit ou encore assez souvent dans la cavité de Douglas. » Il cite d'ailleurs 41 cas d'abcès siégeant dans le cul-de-sac postérieur, dont 21 étaient des abcès solitaires. Dans les autres observations, au contraire, la collection remontait au-dessus de la symphyse pubienne ou était en rapport contigu avec un autre foyer siégeant dans le ligament large.

Selon cet auteur, les abcès siégeant ainsi dans la cavité de Douglas, peuvent provenir d'une perforation appendiculaire par laquelle les matières infectantes tombent dans la cavité abdominale librement et ont tendance à descendre aux parties déclives, ou bien encore ils proviennent d'une péritonite circonscrite dans laquelle l'exsudat séreux s'est enkysté dans la cavité de Douglas ; ce n'est qu'ultérieurement que se produit l'infection par l'intestin.

Rotter ajoute que souvent ces abcès n'ont pas de symptomatologie propre, quand ils font partie du tableau clinique d'une péritonite grave, mais dans beaucoup de cas, ils peuvent produire les signes de l'iléus en agissant comme tumeurs comprimant l'intestin. Ils seraient alors, dans ces cas, perceptibles aussi par le toucher rectal.

Tout en recommandant la voie par le rectum, en repoussant la voie périnéale, à cause du siège de l'abcès parfois trop élevé pour être atteint par le doigt, l'auteur cite 9 cas où il opéra par le vagin. Il réserve d'ailleurs cette manière d'intervenir, se demandant s'il ne serait pas préférable de suivre toujours la voie rectale.

Nous ne comprenons pas très bien cette restriction à laquelle l'auteur n'apporte pas de raisons. Même dans ces cas, nous ne voyons pas la nécessité de risquer l'infection de la région par une perforation rectale surajoutée.

Il faut bien dire cependant que l'incision et le drainage de ces abcès par le vagin, ainsi que l'ont préconisé Monod et Vanverts, subit de la part de cet auteur un reproche en sens inverse. Il reproche, en outre de l'hémorrhagie qui peut se produire au cours de l'opération, et de la fistule stercorale consécutive parfois d'assez longue durée, à ce procédé, de mettre au contact du col utérin des produits septiques, d'où infection possible des organes génitaux internes. Chevalier partage cet avis, en niant d'ailleurs la possibilité de maintenir la propreté assez complète du vagin et en préférant nettement la voie rectale.

Nous n'avons pas de faits personnels à opposer aux divers avis, nous croyons cependant la voie vaginale peut-être moins dangereuse au point de vue infection utérine que Chevalier veut bien le dire. Les observations de Monod, Segond en 1896 et Dormoy paraissent nous donner raison.

Lapointe s'exprime d'ailleurs ainsi : « L'incision directe par le cul-de-sac postérieur a été si simple et si bénigne dans son exécution et dans ses suites, elle a procuré un drainage, si parfait qu'on ne saurait contester sa supériorité, sur les autres voies que nous aurions pu suivre. »

c) *Poches hydatiques.* — Se comportant ici, comme dans tous les cas de tumeurs liquides du petit bassin, l'on ne sera appelé à pratiquer le drainage des kystes par l'orifice de la colpotomie que lorsque leur extraction sera rendue impossible. C'est, à moins de cas spéciaux que nous allons étudier, toujours par une ponction qu'on les aborde, cette ponction étant, une fois l'incision vaginale effectuée, le premier temps de l'extirpation de la poche comme nous le verrons ultérieurement.

Le drainage de la cavité, l'issue des hydatides filles et des membranes s'effectue généralement bien par cette voie, mais lorsqu'on aura été forcé de faire le drainage d'un kyste hydatique adhérent, c'est de l'infection secondaire qu'il faudra surtout essayer de se préserver.

Le drainage, dans ces cas, ne présente quelque chose de particulier que dans l'histoire des accouchements au moment du travail. L'on comprend facilement que la présence de la tumeur prolabée, empêche l'engagement fœtal et soit une cause de dystocie.

C'est pourquoi les accoucheurs ont préconisé comme première manœuvre le refoulement normal de la poche, pratique possible parfois, et qui rend, lorsqu'elle est réalisée, leur perméabilité aux voies habituelles.

Si cependant le refoulement est impraticable, c'est à la ponction que l'on a l'habitude de s'adresser d'abord. La raison qui milite le plus en faveur de cette opération est que, l'orifice étant plus étroit que l'incision, préserve même la poche de l'infection qui peut se produire au moment de l'accouchement.

Nous devons à l'obligeance de M. Bar, accoucheur de la Maternité de Saint-Antoine, l'observation suivante présentée par lui, et nous lui exprimons ici notre reconnaissance, pour la bienveillance qu'il a bien voulu nous témoigner.

Ons. XXVI. — *Dystocie causée par un kyste hydatique du petit bassin. Rupture du kyste. Accouchement spontané. Laparotomie. Extraction des hydatides. Guérison, par MM.* Bar *et* Dambrin.

(Maternité de l'hôpital Saint-Antoine.)

Henriette V..., 21 ans, ménagère. Cette femme a commencé à avoir de légères douleurs le 17 octobre à onze heures du soir. Le 18 octobre, les contractions douloureuses augmentant, la sage-femme qui assiste la malade fait appeler un médecin ; on diagnostique une présentation de l'épaule et on envoie la malade à la Maternité de l'hôpital Saint-Antoine le 19 octobre.

C'est une jeune femme d'une bonne santé habituelle qui a marché à neuf mois, a été réglée à 11 ans ; comme antécédents pathologiques, on note seulement la scarlatine à 12 ans.

Elle a eu une première grossesse en 1895; l'accouchement a été spontané, à terme ; l'enfant est né vivant.

La grossesse actuelle a évolué sans incidents ; elle est arrivée à terme.

A son entrée à la Maternité, cette malade est donc en travail depuis un temps fort long; les contractions sont très rapprochées.

En pratiquant le toucher vaginal, on arrive immédiatement sur une tumeur volumineuse et résistante qui remplit presque complètement l'excavation et qui bombe surtout en arrière, au niveau du cul-de sac postérieur. Cette tumeur est très résistante et on soupçonne la présence d'un fibrome. Le col qui semble être largement dilaté, est reporté très en avant, immédiatement en arrière, et même un peu au-dessus de la symphyse pubienne. A travers la poche des eaux, intacte, on reconnaît la partie fœtale qui se présente : c'est un siège mobile.

A 6 heures du matin, pendant un nouvel examen, les membranes se rompent spontanément; le liquide qui s'écoule est normal.

A 8 heures du matin, on sent à la partie inférieure de la tumeur une saillie extrêmement molle, comme herniée, à travers la paroi ;

on diagnostique alors un kyste du bassin et probablement un kyste hydatique.

On fait d'abord une ponction avec l'appareil Potain, dans la tumeur ; quelques gouttes seulement de liquide sont aspirées. On retire la canule ; elle se trouve osbtruée par la paroi d'une hydatide. A ce moment on a la sensation que cette tumeur s'est rompue probablement sous l'influence des pressions exercées par le fœtus poussé par les contractions utérines. La tumeur s'affaisse rapidement et disparaît presque complètement. En même temps le siège descend si vite qu'on prend le parti de l'extraire par les voies génitales.

Abaissement facile des bras ; extraction plus difficile de la tête ; On a tout à coup la sensation d'une résistance vaincue. L'enfant, né en état de mort apparente, est ranimé ; il a l'apparence d'un hydrocéphale.

Au cinquième doigt de la main gauche, on note une petite tumeur implantée par un long pédicule et recouverte sur une petite partie par une plaque épidermique. Nous aurons l'honneur de vous présenter prochainement les pièces anatomiques de cet enfant.

La tumeur s'était rompue au cours de l'accouchement ; on décide de pratiquer aussitôt une laparotomie afin de contrôler l'étendue des lésions qui s'étaient produites. On fait l'incision de la paroi abdominale sur la ligne médiane et au-dessous de l'ombilic. Après l'ouverture du péritoine il s'écoule une petite quantité de liquide légèrement rosé et on voit des hydatides libres entre les anses intestinales. En arrière et à gauche de l'utérus, on arrive avec la main sur un kyste dont la paroi est rompue. Cette poche plonge dans le petit bassin en arrière du ligament large ; elle est fixée par de vastes adhérences aux parois de l'excavation et aux anses intestinales ; ces adhérences remontent en arrière jusqu'au-devant de la cinquième vertèbre lombaire. Le petit bassin se trouve rempli par de nombreuses et volumineuse vésicules hydatiques baignant dans du liquide. Ces hydatides ainsi que le liquide sont enlevés. Les adhérences de la poche sont telles qu'on renonce à la disséquer et à en faire l'extraction. On tamponne l'intérieur du kyste avec une mèche de gaze iodoformée dont le chef est ramené à l'extérieur à travers la plaie abdominale. La paroi est fermée par trois plans de sutures. On met une mèche de gaze iodoformée dans le vagin.

Les suites n'ont pas été traversées par des accidents graves. Pendant les premiers jours, la température ne s'est pas élevée au-dessus de 37°,4, le pouls a oscillé de 96 à 120.

Dès le troisième jour, la malade a eu des vomissements jaunâtres qui ont continué durant deux jours, et, le douzième jour, elle a eu une éruption d'urticaire qui a persisté trois jours.

Ces accidents sont, sans aucun doute, dus à la nature particulière du kyste. C'étaient, du reste, les signes habituels de l'intoxication par le liquide hydatique.

Le cinquième jour, le pansement abdominal est défait ; la plaie est d'aspect normal ; on retire une partie (environ un mètre) de la mèche laissée dans la poche kystique. Il s'écoule en même temps un liquide peu abondant, séro-louche sans odeur, mais non purulent. On remet sur la plaie la gaze iodoformée.

Le lendemain, on retire environ 75 centim. de mèche par l'orifice abbominal ; elle ne présente aucune odeur. Il s'écoule encore un peu de liquide louche non purulent. Le septième jour, ce qui reste de la mèche abdominale est enlevé ; il s'écoule toujours du liquide louche.

Deux drains en caoutchouc de calibre moyen sont mis dans la plaie abdominale, plongeant dans le bassin pour faciliter l'écoulement du liquide.

Le pansement vaginal est refait ; il ne s'écoule ni sang, ni sérosité par le vagin.

Le huitième jour, les fils de la suture abdominale sont enlevés ; réunion de la plaie par première intention.

Dans les jours suivants, il y eut un peu de température, le thermomètre monta le soir du dixième jour jusqu'à 39°,7.

Le facies de la malade est un peu pâli ; quelques douleurs légères dans le ventre, particulièrement du côté gauche.

En présence de la température, on pense qu'il se fait une

collection purulente dans l'abdomen, collection qui se vide très mal par l'orifice de la plaie. On décide d'intervenir. La malade est apportée dans la salle d'opération.

Lavage du vagin avec la solution de permanganate de potasse. Par le toucher vaginal, on sent que le cul-de-sac postérieur est un peu épaissi, mais ne bombe pas. Le toucher vaginal combiné au palper abdominal permet de constater qu'il existe une collection siégeant sur le côté postéro-latéral gauche de l'utérus. Incision du cul-de-sac postérieur avec le bistouri.

Il ne s'écoule pas de pus, mais un peu de sérosité œdémateuse sanguinolente. Il est certain que la collection est située dans le cul-de-sac de Douglas, probablement en arrière du ligament large, qu'elle est élevée, et qu'elle se trouve comme suspendue dans une poche assez résistante. On ne cherche pas à l'ouvrir quand même par le vagin.

On parvient, par la palpation profonde de la paroi abdominale, pratiquée à gauche de la ligne médiane, et au-dessous de l'ombilic, à faire sortir par l'orifice de la plaie du pus jaune, crémeux, en petite quantité. On fait sauter le point de suture inférieur de la plaie et on agrandit l'ouverture abdominale ; on introduit, par l'orifice, à l'aide d'une sonde cannelée, une lanière de gaze iodoformée.

Peu à peu, l'écoulement purulent sous l'influence du drainage, et de deux lavages de la poche avec une solution faible de sublimé, se tarit.

L'induration du cul-de-sac postérieur diminue. Actuellement, il persiste un très petit trajet qui donne issue à quelques gouttes de pus.

Les magmas rétro et latéro-utérins ont beaucoup diminué, le cul-de-sac postérieur est toujours un peu épaissi, la température est normale, l'état général est excellent, et la malade peut être tenue pour guérie.

Cette observation est instructive pour nous à deux points de vue. Elle montre la rapidité avec laquelle il faut pratiquer le drainage vaginal, mais elle attire aussi l'attention sur ce fait que la ponction des kystes hydatiques exposée à être interrompue et gênée par les fausses membranes et les hydatides, est un procédé auquel dans ces cas urgents il faut préférer l'incision.

Au point de vue général de drainage, elle nous montre au contraire l'infériorité de cette voie pour les foyers haut situés, l'opérateur n'ayant pu atteindre secondairement un foyer pelvien qu'il voulait drainer par le vagin.

Étant donnés les inconvénients que nous avons signalés à propos du drainage longuement prolongé de ces kystes, leurs chances d'infection possible et la longueur de la réparation totale, M. Lejars nous a communiqué l'observation suivante. Elle est destinée à chercher à remplacer le drainage par une opération plus complète pratiquée sur un kyste adhérent. Elle en montre la possibilité d'exécution et nous semble devoir être considérée en meilleure place que le drainage simple de la tumeur.

Obs. XXVII. — *Kyste hydatique du petit bassin, ayant dédoublé la cloison recto-vaginale et saillant à deux doigts audessus de la fourchette. Colpotomie.*

(Service de M. le Dr LEJARS.)

D. F..., 19 ans. Entrée le 15 octobre 1900, à l'hôpital Tenon,
Variole à 5 ans. Réglée à 13 ans ; les règles ont toujours été régulières. Blennorrhagie il y a deux ans.

Il y a quinze jours, a eu des règles très abondantes. En même temps, douleurs très vives dans la région lombaire, empêchant la station debout. Repos au lit, qui calme un peu la douleur. Ni constipation, ni troubles de la miction.

La malade entre alors à l'hôpital Tenon dans le service de M. le Dr Bourcy, qui constate une grosse tumeur tendue mais fluctuante, remontant jusqu'à deux travers de doigt au-dessous de l'ombilic et dessinant dans le vagin un relief volumineux qui remplit le cul-de-sac postérieur et se prolonge jusqu'à mi-hauteur de la paroi correspondante. Il porte le diagnostic de kyste hydatique du petit bassin et nous fait passer la malade le 19 octobre.

Opération, le 20 octobre. — Incision transversale sur la paroi postérieure du vagin au niveau de la saillie du kyste que l'on aperçoit tout de suite tendu et blanchâtre. Il s'écoule environ, par la ponction et l'incision, un litre et quart de liquide eau de roche. On aperçoit la membrane mère décollée et on l'extrait en masse. Sans lavage, capitonnage à trois étages successifs de la cavité avec du catgut n° 1. Fermeture complète. Suture de l'incision vaginale. Tamponnement iodoformé.

Au cinquième jour, élévation thermique brusque à 39°,5 qui persiste les jours suivants.

Au sixième jour, on détamponne la malade et on constate que la suture vaginale est soulevée par une tuméfaction fluctuante.

Incision et issue d'une notable quantité de liquide purulent. Lavage et drainage. Tous les accidents tombent aussitôt.

Le surlendemain, sur le désir de sa mère, la malade quitte l'hôpital pour achever de se guérir chez elle.

Une suppuration consécutive nous a malheureusement mis dans l'impossibilité de pouvoir d'une façon certaine voir l'effet produit par cette intervention ; mais nous la croyons cependant préférable au drainage.

f) *Poches dermoïdes.* — Encore pour cette sorte de tumeurs, leur ablation nous intéresse plus que leur drainage.

Elles siègent souvent dans le ligament large : Bertholet (1)

(1) Bertholet. *Kystes dermoïdes du ligament large.* Th. Lyon, 1898.

a consacré sa thèse à leur étude, et l'on peut voir à la lecture de ce travail qu'il aborde ces tumeurs surtout par la voie abdominale. Bien d'autres chirurgiens, Bumm (1) entre autres, ne craignent pas de les aborder par le vagin. Les indications pour la voie à suivre sont tirées comme pour les autres tumeurs, ainsi que nous le verrons plus loin, de leur volume et des adhérences.

Dans les cas que nous citerons, l'ablation peut être pratiquée. Elle commence toujours par l'évacuation de la poche. Il ne peut être naturellement ici question de ponction. Une fois l'incision vaginale faite et la voie ouverte, il faut inciser le kyste, préalablement maintenu par des pinces à traction.

Si l'ablation ultérieure devient impossible, deux partis sont alors à prendre : ou bien faire immédiatement l'opération radicale complète, ou bien assurer le drainage de la poche qui, malgré toutes les précautions que l'on peut prendre, expose souvent à l'infection secondaire.

(1) Bumm. *Central. f. Gyn.*, 1896, n° 12, p. 134.

CHAPITRE III

La voie vaginale, voie d'ablation.

L'époque où la voie vaginale fut utilisée couramment pour l'ablation des tumeurs siégeant dans le petit bassin est rapprochée de nos jours. Gaillard Thomas et Atlee furent imités seulement d'une façon courante par Byford en 1888. Bien des chirurgiens mirent alors à profit la brèche produite par l'incision vaginale comme voie d'ablation ; mais, en France, il faut reconnaître que l'usage en fut surtout répandu par Laroyenne et Goullioud en 1893. Quatre ans plus tard, Condamin étendait encore les indications opératoires et inspirait, à Lyon, la thèse de Manouléides en 1897.

On utilisait alors couramment la colpotomie pour extraire diverses lésions. Des règles opératoires se formulaient d'une façon de plus en plus précise, et au *Congrès international de Moscou*, en 1897, Dührssen et Martin (de Berlin) se présentaient, « le premier avec une statistique de 305 cas de colpo-cœliotomie, dont 200 où cette opération fut pratiquée pour la cure des inflammations des annexes utérines ; le second avec le total plus imposant encore de 496 colpo-cœliotomies pratiquées pour les lésions les plus diverses de l'appareil génital ».

La grande extension que prit alors ce procédé d'ablation

rend, comme on le comprendra, impossible l'analyse complète de tous les travaux produits, de toutes les opérations décrites et publiées. Il n'en existe pas moins des règles fondamentales, des limites que l'on peut formuler, et c'est là ce que nous chercherons à établir dans ce chapitre.

Nous croyons cependant intéressant d'envisager dès maintenant les diverses incisions préconisées par leurs auteurs et destinées à donner plus de facilité opératoire dans le cours de l'opération. Il va sans dire que ce ne sont que des variantes des incisions postérieure et antérieure, la voie postéro-latérale étant plus spécialement réservée à l'ablation des diverses tumeurs unilatérales siégeant dans le ligament large.

La voie antérieure fut d'abord pratiquée par Dührssen ; il l'appelait cœliotomie vaginale. Martin étendit cette opération, qu'il désigne sous le nom de colpotomie antérieure, au traitement chirurgical de parti pris de toutes les affections des organes génitaux internes de la femme, ainsi qu'il résulte de la communication qu'il fit en 1895 au *Congrès annuel de l'Association médicale britannique.*

On sait comment, par une incision vaginale verticale, il arrive jusqu'au fond de l'utérus qu'il attire et bascule dans la plaie.

Dührssen, au contraire, préfère la large incision transversale du cul-de-sac antérieur.

Mackenrodt pratique l'incision sagittale avec formation de lambeaux plus ou moins étendus.

Döderlein fait une incision sagittale, avec deux petites incisions transversales faites au niveau du cul-de-sac.

Mackenrodt cependant ne tardait pas à préférer à la voie

antérieure la voie postérieure (1), nous verrons pourquoi ultérieurement ; nous trouverons même exagérée l'application ainsi faite de cette voie.

Il y eut bien quelques modifications de l'incision postérieure typique, mais non aussi nettement différenciées et soutenues que pour la voie précédente. Procédant donc en avant par bascule de l'utérus, et en arrière par palpation et examen direct du cavum, quelle valeur peut-on accorder à la voie vaginale, voie d'ablation ?

Nous étudierons la voie vaginale comme voie d'ablation dans les cas de :

1° TUMEURS RÉDUCTIBLES ;

a. Par ponction. — Kystes. Collections sanguines purulentes.

b. Par morcellement. — Fibromes. Tumeurs.

2° TUMEURS SOLIDES.

a. Annexes. — Salpingites, néoplasmes, fibromes.

b. Utérus. — Fibromes, myômes.

1° TUMEURS RÉDUCTIBLES

a. Par ponction. — La plus typique de ces tumeurs est certainement le kyste de l'ovaire.

Mais, répétons-le encore, il nous sera impossible, vu le nombre de documents, de citer les auteurs. Nous prendrons dans chaque classe une opération type que nous ferons

(1) MACKENRODT. *Zeitsch. f. geb. u. Gyn.*, 1896. Hft 2, p. 348.

suivre, le cas échéant, de l'exposé de la même intervention, mais avec complications.

Nous indiquerons, lorsque cela nous paraîtra nettement préférable, la voie à suivre, soit antérieure, soit postérieure ou latérale et nous nous efforcerons de donner comme appréciation la moyenne des résultats multiples que nous avons pu parcourir dans les diverses publications.

Comme on le verra dans l'observation suivante, les divers temps à suivre, une fois l'incision vaginale faite, sont très nets. Découverte et saisie de la poche kystique. Ponction ou incision permettant l'issue du liquide. Attraction et décortication de la paroi à mesure de l'évacuation. Pincement et ligature, quand c'est possible, du pédicule.

Dans ces conditions, il est inutile d'ajouter que l'opération est absolument radicale, puisqu'elle permet l'ablation totale de la lésion. Pour les kystes mais seulement les kystes uniloculaires, le volume de la poche n'a aucune importance. On a pu extraire par une incision de colpotomie des kystes très volumineux, à condition qu'ils ne soient pas adhérents.

L'observation suivante est donc le type de l'ablation d'un kyste par la voie vaginale.

Obs. XXVIII. — *Kyste de l'ovaire prolabé dans le cul-de-sac de Douglas. Colpotomie postérieure. Guérison.*

(Service de M. le Dr LEJARS.)

B. C..., 55 ans, entrée le 5 mars 1900 à l'hôpital Tenon. Entre à l'hôpital pour des pertes blanches et de légères douleurs.

On sent à l'examen une tumeur du volume du poing, mobile, et qui est prolabée dans le cul-de-sac postérieur. On porte le diagnostic de kyste de l'ovaire.

Opération, le 13 mars, après un curettage préalable de l'utérus qui mesure 10 centim.; on pratique la colpotomie postérieure. On aperçoit de suite dans l'incision la surface grisâtre de la tumeur lisse et arrondie, et l'on se rend compte avec le doigt qu'elle occupe les annexes gauches. Avec une pince à traction, on l'amène dans la plaie tout en l'ouvrant. Il sort une notable quantité de liquide séreux. Extraction de la poche après une légère décortication en avant et en arrière ; c'est une poche ovarienne derrière laquelle on amène une grosse trompe. Deux petits clamps, l'un sur le pédicule ovarien, l'autre sur le pédicule tubaire. Section, tamponnement iodoformé des culs-de-sac.

La malade sort sans incidents, le 30 mars.

Résultat éloigné. — Examen, le 8 novembre. Légère cystocèle qui existait avant ; n'est plus réglée. Aucune douleur.

Utérus mobile. Petite bride cicatricielle transversale du cul-de-sac postérieur au contact du col.

Cette autre observation est intéressante en ce sens qu'elle nous montre que la voie vaginale permit, tout en pratiquant l'ablation d'un kyste, de servir de voie d'exploration de l'utérus.

Là aussi, le résultat éloigné, au point de vue opératoire, est parfait ; c'est d'ailleurs un fait que nous aurons à rappeler au moment des conclusions de ce travail ; lorsque la voie vaginale est possible comme voie d'ablation, elle donne des résultats excellents.

Obs. XXIX. — *Kyste de l'ovaire gauche. Ablation. Myotomie exploratrice. Colpotomie postérieure. Guérison.*

(Service de M. le Dr LEJARS.)

Mme M..., 43 ans. Entrée le 16 janvier 1899 à la Maison municipale de Santé.

Fièvre typhoïde à 10 ans. Réglée à 11 ans, toujours abondamment, et à quinze jours d'intervalle. La malade a toujours souffert du ventre, surtout au moment des règles. A eu un enfant il y a treize ans. Jamais de fausses couches.

Entre pour ses douleurs qui ont augmenté.

A la palpation abdominale on sent, au-dessous du pubis du côté droit, une tumeur dure, arrondie, très mobile. Cette tumeur date de l'âge de 20 ans; elle a peu grossi, sauf dans ces derniers temps.

Au toucher vaginal, on sent une masse saillante dans le cul-de-sac postérieur, lisse, très mobile, qui fait corps avec la masse abdominale.

La malade présente, en outre, un déplacement du rein droit.

OPÉRATION le 18 janvier 1899. — Colpotomie postérieure. Une fois le cul-de-sac postérieur ouvert, on découvre une poche blanchâtre, tendue, fluctuante qui paraît nettement ovarienne. Incision : flot de liquide séreux. Extraction de la poche, à mesure qu'elle se vide. Pincement du pédicule avec un petit clamp. Ablation.

La face postérieure de l'utérus est épaisse et paraît fibromateuse : incision verticale, qui montre un tissu utérin dense, sans fibrome proprement dit. On suture l'incision utérine.

Réunion du cul-de-sac à ses deux angles.

Tamponnement vaginal.

Sortie guérie le 9 février.

Résultat éloigné. — Novembre 1900. Se porte bien. Règles régulières, un peu plus abondantes depuis quelque temps.

Rien du côté de l'autre ovaire. Pesanteur dans le ventre et légères douleurs de temps en temps ; l'utérus fibromateux paraît avoir un peu augmenté de volume.

Mais il ne faut pas croire que les choses se passent toujours ainsi, c'est-à-dire pour le mieux. La présence de l'utérus d'une part, la situation élevée du kyste et encore plus les adhérences qui le retiennent, sont quelquefois des indications formelles. Il est évident que l'on pourrait atteindre dans la plupart des cas la tumeur avec un trocart, on pourrait la ponctionner, mais ce n'est pas, à nos yeux, faire de la bonne chirurgie que de faire une intervention incomplète.

Oꜱs. XXX. — *Ovariotomie gauche par laparotomie. Kyste de l'ovaire droit par colpotomie. Guérison.*

(Service de M. le Dʳ LEJARS.)

V. E..., 38 ans, opérée à la Maison municipale de Santé, le 11 octobre 1899, d'un kyste de l'ovaire gauche, kyste remontant jusqu'à l'ombilic, et qui avait été le siège, à plusieurs reprises, de poussées douloureuses.

Ovariotomie simple : ponction du kyste qui donne issue à du liquide clair ; pas d'adhérences, poche unique ; extraction facile. Le pédicule présente un commencement de torsion. Section après ligature de Lawson-Tait. Réunion de la paroi.

Guérison sans incident.

Oꜱs. XXXI. — *Kyste de l'ovaire droit. Colpotomie postérieure. Hystérectomie vaginale immédiate.*

Rentre à Tenon, le 9 juin 1900 ; se plaint à nouveau de quelques douleurs.

Au toucher on diagnostique un kyste de l'ovaire droit.

Oᴘéʀᴀᴛɪᴏɴ, le 10 juin 1900. — Colpotomie postérieure. On

cherche à atteindre la poche kystique en faisant basculer peu à peu l'utérus en arrière. Mais elle est trop haut située pour se laisser atteindre par cette seule voie. On ouvre alors le cul-de-sac antérieur et l'on fait l'hystérectomie vaginale par section médiane et bascule en avant. On ramène alors le kyste que l'on ouvre au bistouri et qui donne issue à une notable quantité de liquide clair. Il s'énuclée alors sans difficulté. Sept pinces sur le ligament large.

Tamponnement iodoformé. Sortie le 8 juillet.

Résultat éloigné. — Le 27 octobre, la malade ne ressent plus aucune douleur, toutes les fonctions se font bien. Elle se trouve aussi forte qu'avant ses opérations.

Obs. XXXII.

(ROSENTEIN. *Centr. f. Gyn.*, 1897, 25 septembre.)

Mme R..., 39 ans, primipare, 2 avortements dont le dernier il y a cinq ans.

Déchirure profonde et bilatérale du col.

Dextroversion de l'utérus, tumeur ovarienne à droite remplissant le petit bassin.

Opérée le 31 août, colpotomie postérieure, incision de la tumeur, évacuation d'un liquide jaune et limpide. Essais infructueux d'énucléation de la tumeur. Il est également impossible de repousser en arrière l'utérus qui pendant ces mouvements, est lacéré en plusieurs endroits.

C'est pourquoi l'on pratique l'extirpation de l'utérus suivie ensuite assez facilement de celle de la tumeur ovarienne qui avait de nombreuses adhérences.

15 jours après la malade quitte le lit.

Comme on le voit dans ces deux cas, l'on fut obligé de pratiquer l'hystérectomie immédiate, et nous croyons que la lecture d'observations semblables est plus instructive que n'importe quel exposé.

Disons cependant que Delaunay, au *XIIe Congrès de chirurgie* (octobre 1898), nous paraît avoir déjà résumé des conclusions satisfaisantes en disant qu'il ne faut pas, pour que l'opération soit praticable, que le volume de la tumeur excède une tête d'adulte, qu'elle soit perceptible par le vagin, et qu'il faut faire toutes les réserves pour les adhérences possibles, pour les cas d'étroitesse du vagin, et nous ajouterons, pour les cas de friabilité spéciale de la poche.

Rappelons aussi que pour extraire la paroi d'un kyste, les dimensions que nous avons données au début de ce travail n'ont qu'une minime importance.

Les gros hémato-salpinx peuvent être enlevés aussi par cette voie, mais il ne faudra pas s'attendre à obtenir par ponction la réduction suffisante de la tumeur. C'est plutôt par incision qu'il faut la chercher. Nous verrons d'ailleurs ultérieurement que l'on a recommandé la voie vaginale comme voie d'ablation de certaines grossesses extra-utérines, mais dans des conditions nettement spécifiées.

Si l'on ajoute que les hémorrhagies qui peuvent se produire parfois dans certains kystes constituent, avec les tumeurs précédentes, les seules tumeurs sanguines dont on puisse tenter l'ablation par le vagin, il ne restera plus qu'à faire remarquer que le pronostic opératoire dépend absolument dans ces cas des mêmes conditions que précédemment.

Nous donnerons un exemple d'extraction de poches suppurées avec l'observation suivante. L'on peut se rendre compte que si les premiers temps de l'intervention ne diffèrent pas des règles primordiales énoncées au début de ce chapitre, l'extraction de la poche fut pratiquée par morcellement. Pour le reste, rien à dire qui ne se rattache aux conditions générales de toute ablation par cette voie, que ce soit pour un kyste dermoïde, un kyste du ligament large, de l'ovaire, ou, comme dans ce cas, une poche suppurée.

Obs. XXXIII. — *Extraction complète d'une poche de grossesse tubaire suppurée. Colpotomie postérieure.*

(Service de M. le Dr LEJARS.)

D. M..., 22 ans, blanchisseuse. Entrée à Beaujon, le 14 décembre 1896.

Réglée à 12 ans, mais irrégulièrement, abondamment, sans douleurs.

Depuis un mois, douleurs dans les reins, le bas-ventre, les cuisses, ayant débuté brusquement au moment des règles.

Le côté droit est plus particulièrement douloureux.

Pertes blanches, en octobre et novembre, viennent de disparaître.

Les dernières règles sont venues le 10 décembre et n'ont duré que trois jours, abondantes, douloureuses.

Palpation douloureuse.

Toucher : on sent en arrière du col, qui est fortement refoulé derrière la symphyse, une grosse masse, arrondie, se continuant dans la région hypogastrique jusqu'à trois travers de doigt au-dessus de la symphyse et formant là une sorte de dôme arrondi.

Opération, le 19 décembre 1896. — Colpotomie postérieure après curettage utérin. Le cul-de-sac postérieur une fois incisé, on voit la poche qui bombe ; on l'incise au bistouri, et il en sort une abondante quantité de pus. Les parois de la poche sont assez épaisses (1 demi-1 centim.); elle se laisse facilement attirer, en même temps qu'on la libère au doigt, et qu'on la résèque à mesure qu'elle se dégage ; on arrive ainsi à l'extraire tout entière. Pincement du ligament large attiré en dernier lieu et d'un pédicule supéro-externe, qui paraît être utéro-ovarique. Ligature. Lavages. Tamponnement. Guérison sans incidents.

b. Par morcellement. — Les cas où l'on aura à intervenir par morcellement pour réduire les tumeurs dont on veut pratiquer l'ablation sont rares. Car il est bien entendu que nous n'envisageons pas les gros fibromes sessiles de l'utérus par exemple.

Il arrive en effet souvent que dans ces cas, il est difficile de conserver exactement au cours du morcellement la même direction pendant toute la durée de l'intervention. Il se produit alors, ce que l'on observe aussi au cours de l'ablation de certains polypes fibreux du corps utérin, c'est que la partie enlevée vous amène à pratiquer l'hystérectomie vaginale complète.

L'on se rappelle que la dimension d'un corps passant à travers l'orifice dilaté de colpotomie, a été trouvée en moyenne de 15 centim. de circonférence, c'est donc aux tumeurs solides d'un volume supérieur à celui-là qu'il faudra s'attendre à appliquer le morcellement. L'opération ne sera pas toujours facile ; plus indiquée cependant dans les cas de fibromes du ligament large, la colpotomie postéro-latérale permettra le morcellement d'une tumeur à peu près fixée et par conséquent plus facile à attaquer (1), car il faut bien le remarquer, lorsqu'il s'agit de tumeurs solides à attaquer par la colpotomie, un des plus gros obstacles à l'exécution de l'opération est la difficulté de la prise de la tumeur. La main d'un aide exerçant une pression sur la paroi abdominale pourra être d'un grand secours, mais

(1) DOYEN. *Ann. Gyn. et Obst.*, 1897, p. 158.

II.

nous verrons plus loin comme il est difficile de saisir une tumeur solide, mobile, haut située.

Ce n'est pas le lieu ici de parler des myômes de l'utérus, des fibromes sous-péritonéaux, il est rare que lorsque le volume de ces tumeurs dépasse les dimensions données, on se décide à en pratiquer l'ablation par morcellement.

Nous nous résumerons donc en disant que l'ablation par morcellement des tumeurs par colpotomie ne doit pas se tenter pour des tumeurs plus grosses que le volume du poing. Plus la tumeur est mobile, plus l'intervention comporte de difficultés. Il faut surveiller attentivement le sens que l'on donne au morcellement, exposé que l'on est, soit à sectionner le pédicule de la tumeur, soit à léser un organe voisin adhérent, soit à faire l'hystérectomie vaginale complète ayant lésé l'utérus.

2° TUMEURS SOLIDES

Dès 1896 Bumm, se basant sur les résultats de sa pratique personnelle, limitait l'action de la colpotomie pour ablation aux tumeurs non adhérentes et relativement accessibles. Il ajoutait que, pour les autres cas, c'est une mauvaise voie ; mais qu'en tous cas l'incision vaginale n'empêchait pas de continuer autrement.

Nous étudierons tout d'abord l'ablation des tumeurs des annexes et, dans une dernière partie, l'ablation des tumeurs de l'utérus.

a) *Tumeurs des annexes. Salpingo-ovarites.* — Quelle est tout d'abord la voie à suivre ? Nous croyons que si la colpotomie antérieure a donné tant de beaux résultats, c'est qu'elle ne s'adressait pas à des annexes par trop adhérentes et surtout à un utérus fixé.

N'est-ce pas là, en effet, la condition indispensable à l'exécution de cette opération ? Il est intéressant de remarquer que Lvoff (1) dit que les adhérences des annexes malades avec les parties voisines sont d'autant plus faibles qu'elles sont situées plus profondément dans le cul-de-sac de Douglas et que les annexes sont déplacées plus bas et, par conséquent, plus accessibles par la voie vaginale. Il se base sur une statistique de 122 opérations.

L'on doit s'attendre à trouver les adhérences les plus solides, d'après cet auteur, à la partie supérieure, près du fond de l'utérus et il peut en résulter un obstacle à l'exécution de l'opération par la voie antérieure.

La voie postérieure mène directement, au contraire, sur les masses annexielles sans être forcé de déplacer l'utérus ; quoi qu'il en soit, nous croyons dans les cas choisis la voie antérieure une bonne voie d'ablation, de même que nous l'avons reconnue une bonne voie d'exploration.

L'observation suivante est le type d'ablation par colpotomie d'une salpingo-ovarite.

Obs. XXXIV. — *Salpingo-ovarite gauche. Hernie inguinale congénitale droite. Guérison.*

(Service de M. le Dr Lejars.)

D. J..., 25 ans, repasseuse. Entrée à Beaujon, le 17 avril 1895. Réglée à 15 ans, régulièrement. A eu un enfant à 20 ans. Fausse

(1) Lvoff. *Ann. Gyn. et Obst.*, 1898, p. 85, t. XLIX.

couche de deux mois et demi à 22 ans. A ce moment, a eu des pertes rouges abondantes, est restée alitée neuf jours.

Depuis ce moment, a souffert à peu près continuellement. Est entrée alors une première fois à l'hôpital, en médecine, est soignée pour des coliques hépatiques. Ressentait des douleurs dans le ventre et dans l'épigastre. Est restée douze jours, et est sortie toujours souffrante, vomissements, constipation, selles rougeâtres.

Entrée dans le service le 17 avril, se plaint toujours de douleurs dans le ventre, accompagnées le 22 mars, à ses dernières règles, de violentes douleurs épigastriques. Ces dernières règles furent très abondantes, et, douze jours après, c'est-à-dire le 3 avril, apparurent des pertes rouges, fétides, abondantes, qui ont duré seize jours. Nausées.

Au toucher : utérus mobile, en antéversion.

On sent une masse à gauche, douloureuse à la pression.

Rien à droite, si ce n'est une hernie inguinale de l'apparition de laquelle la malade ne se souvient pas.

Opération, le 13 avril 1895. — Incision vaginale dans le cul-de-sac latéral gauche et postérieur. Hernie d'une grande quantité d'épiploon qu'on réséque. On attire les annexes, volumineuses, à l'extérieur, après décortication ; du pus s'écoule au pincement de l'ovaire qui est kystique ; grosse trompe. Clamps ; double ligature au catgut. Tamponnement iodoformé.

Incision sus-inguinale droite. Poche séreuse occupant tout le trajet inguinal à brides et dilatations.

Résection. Réfection de la paroi au catgut.

Guérison sans incident. Réunion de la cure radicale.

Sort guérie le 21 mai.

Comme on le voit, l'opération fut un peu gênée au début par la présence de l'épiploon. Nous avons déjà vu les inconvénients graves qui peuvent en résulter.

L'on peut remarquer, en outre, que l'abaissement des annexes et la longueur des pédicules permit d'en pratiquer la ligature. Il ne faut pas croire que ce soit là une condition toujours possible à réaliser ; les observations citées à la fin de notre thèse le prouveront surabondamment ; il est vrai que l'on n'est exposé qu'à mettre des pinces à demeure et assurer l'hémostase par ce moyen.

Il faut, d'ailleurs, bien faire attention à la ligature.

Si le pédicule peut être à la rigueur quelquefois serré sous ses yeux, lorsque les fils de ligature sont sectionnés, ce pédicule remontant dans l'excavation échappe à la vue de l'opérateur. On lie bien, on croit bien lier, mais on ne voit plus ce que tout cela devient. Il y a eu des cas d'hémorrhagie plus difficiles, on le comprendra, à arrêter dans ces conditions que lorsque le même fait se produit dans l'opération abdominale.

Malgré la précision du diagnostic opératoire, malgré toutes les raisons qui dans certains cas semblent vous attirer vers la voie vaginale, ici comme dans les autres chapitres, nous aurons à signaler des insuccès, insuccès opératoires le plus souvent, qui n'entraînent pas de suites fatales, mais nous obligent, pour achever l'intervention, à opter soit pour l'hystérectomie vaginale, soit pour la laparotomie immédiate.

Les faits, comme dans tous les cas qui nous occupent, sont fort nombreux ; chaque chirurgien a publié des observations de ce genre qui nous serviront plus tard à formuler les indications opératoires de l'ablation vaginale par colpotomie.

Citons donc les faits suivants :

Obs. XXXV. — *Pyosalpinx double. Colpotomie postérieure suivie d'hystérectomie immédiate. Guérison.*

(Service de M. le Dr Lejars.)

G. L..., 30 ans, ménagère. Opération à Beaujon, 13 janvier 1898. Colpotomie postérieure, par laquelle le vagin étant très large et souple, on sent très bien les annexes ; celles de gauche se présentent d'abord, entourées d'adhérences molles qu'on décortique aisément. On les attire par le vagin : l'ovaire est très gros, il se déchire sous la pince à traction et donne issue à du sang et à du pus (hématome suppuré de l'ovaire) ; la trompe est un peu grosse, mais ouverte ; deux languettes sur le pédicule ; ablation.

À droite, les annexes, plus haut situées et retenues par des adhérences plus étendues, semblent d'abord moins malades ; malheureusement, à une exploration plus complète, l'espoir de les conserver disparaît.

Hystérectomie très simple, par section médiane antérieure ; l'utérus est petit. Quand le fond bascule en avant, on trouve le cul-de-sac de Douglas rempli de pus (qui s'est échappé, sans doute, d'une poche adventice, limitée par des adhérences). Détersion. Ablation des annexes droites. Tamponnement iodoformé.

Sort guérie le 6 février.

(La trompe droite n'était pas complète, le pavillon avait dû rester dans les adhérences.)

Obs. XXXVI. — *Salpingo-ovarite. Colpotomie postérieure. Échec. Hystérectomie vaginale immédiate. Guérison.*

(Service de M. le Dr Lejars.)

D. A..., 26 ans, cuisinière. Entrée à Beaujon, dans le service de M. le Dr Lejars, le 21 juin 1895.

Se plaint de douleurs abdominales. On sent par le toucher une

masse très dure (salpingo-ovarite) dans le cul-de-sac postérieur
A gauche, empâtement.

Opération, le 6 juillet 1895. — Colpotomie postérieure : découverte de la tumeur qui apparaît blanchâtre et bosselée, non soudée en arrière au plan osseux et paraissant faire corps en avant avec la face postérieure de l'utérus. Impossibilité complète de l'enlever sans faire d'abord l'hystérectomie.

Hystérectomie vaginale par section médiane antérieure et postérieure et ablation sucessive des deux valves.

La masse, qui devient dès lors bien apparente, est constituée par les annexes droites, prolabées et entourées d'une coque d'adhérences. Ablation.

Ablation des annexes gauches : ovaire scléro-kystique.

Tamponnement.

Sort guérie le 25 juillet 1895.

Comme l'on peut le voir dans la première de ces observations, la première partie de l'opération ne rencontrait pas d'obstacles infranchissables. En rompant des adhérences molles, les annexes gauches prolabées se laissaient attirer, au prix de quelques déchirures, mais pouvaient être en totalité isolées et enlevées, l'hémostase assurée par deux languettes.

L'exploration par la plaie des annexes droites reconnues malades, n'en fut pas de même. Toutes les tentatives pour terminer l'opération de ce côté échouèrent, et l'on dut pratiquer l'hystérectomie. Aussitôt l'utérus enlevé, l'intervention se continue très facilement, en permettant même d'évacuer un foyer purulent qui s'ouvre à ce moment et qui aurait été forcément épargné si l'on s'en était tenu à l'ablation des annexes gauches : le fait nous paraît très important à signaler.

Dans la deuxième opération l'on vit très bien la poche une fois l'incision vaginale effectuée, mais des adhérences solides en empêchaient totalement l'extraction, une fois de plus rendue facile par l'hystérectomie vaginale.

Le fait suivant de Rosenstein nous montre d'ailleurs que non seulement les adhérences mais l'étroitesse du champ opératoire peuvent nous amener au même résultat.

Obs. XXXVII.

(ROSENSTEIN. *Centr. f. Gyn.*, 1897, p. 1151.)

Mme S...., 46 ans. — Rétroflexion de l'utérus, paramétrite postérieure et salpingite gauche. Opérée le 3 septembre 1896. Colpotomie antérieure. Vulve étroite, cul-de-sac antérieur difficile à ouvrir. Essais infructueux de libérer l'utérus de ses adhérences, pendant lesquels l'utérus est blessé. Impossible d'arriver aux annexes à cause de l'étroitesse du champ opératoire. C'est pourquoi l'utérus est enlevé avec de grandes difficultés. On enlève les annexes gauches, de la grosseur d'un œuf de poule, et les droites qui sont enflammées mais non augmentées de volume. Pas d'adhérences avec l'intestin.

Guérison en 15 jours.

Quelques semaines après la malade s'est suicidée dans un accès de mélancolie.

Ce n'est d'ailleurs pas toujours par l'hystérectomie que l'on sera appelé à terminer l'opération ; le fait suivant nous montre que la laparotomie est parfois indiquée, et surtout dans les cas où une hémorrhagie haut située se produirait au cours des tentatives d'ablation. Nous pourrons constater qu'il faudra une fois de plus surveiller rigoureusement l'asepsie dans le cours d'une ouverture de ventre succédant de suite à une opération pratiquée par le vagin.

Obs. XXXVIII. — *Salpingo-ovarite gauche, non suppurée. Colpotomie postérieure. Echec. Laparotomie.*

(Service de M. Lejars.)

P. M..., 26 ans, cuisinière.

Opération à Beaujon, le 25 avril 1895.—Colpotomie postérieure ; d'abord incision dans le cul-de-sac vaginal gauche et tentative d'extraction de la masse annexielle par cette voie, sans résultat. La masse est trop haute et fuit sous le doigt.

Laparotomie, séance tenante, et ablation des annexes gauches sans difficultés. Suppuration de la paroi. Guérison.

La malade a été revue depuis dans un état florissant.

Concluons donc que les adhérences sont l'obstacle principal à l'ablation des salpingo-ovarites par la colpotomie. Le volume des poches passe au second plan, réduit qu'il peut être par une ponction préalable. L'étroitesse du champ opératoire peut créer à lui seul un ennui sérieux.

Grossesse tubaire. — Des tentatives ont réussi à démontrer dans quelles conditions on pouvait essayer l'opération. Nous en avons cité un cas plus haut, mené à bien à l'aide de l'évacuation par la ponction et du morcellement dans une grossesse tubaire suppurée.

Chtraoukh, en 1899, dans les *Annales de gynécologie,* en rapporte encore des cas.

Nous nous contenterons de reprendre ici les conclusions de Becker (1), que nous partageons entièrement, pour l'ablation en totalité d'une poche tubaire.

Il faut : 1° Diagnostic absolument certain ;

2° La grossesse ne dépassera pas deux mois ;

(1) Becker. (Hanovre). *Centr. f. Gynäk.,* 1899, p. 36.

3° La vulve et le périnée non rétrécis, ont leur élasticité normale ;

4° Les ligaments larges et sacro-utérins et surtout les ligaments suspenseurs de l'ovaire doivent avoir leur extensibilité normale.

Nous resterons sceptique devant l'affirmation de Mackenrodt disant qu'il a pu isoler de ces poches jusqu'à l'ombilic par le vagin.

Fibromes de l'ovaire. — Nous publierons deux cas de ces tumeurs enlevées par la colpotomie, la seconde à la fin de ce travail.

Voici cette observation :

Obs. XXXIX. — *Fibrome calcifié de l'ovaire gauche. Colpotomie. Ablation. Guérison.*

(Service de M. le Dr LEJARS.)

Mme F. M..., 32 ans. Entrée, le 12 novembre 1900, à l'hôpital Tenon.

La malade nous est adressée par le Dr Pascal pour des douleurs et des pertes qui paraissent tenir à une tumeur très dure que notre confrère a constatée dans le cul-de-sac postérieur.

On trouve effectivement en arrière et à gauche une tumeur ovoïde, lisse, régulière, d'une dureté pierreuse, qui ne tient pas à l'utérus et qui se laisse mobiliser et refouler de bas en haut. On porte le diagnostic de fibrome calcifié de l'ovaire.

OPÉRATION, le 13 novembre. — Colpotomie postérieure. Ablation par bascule de la masse, qui se laisse hernier non sans difficulté avec la trompe. Ligature double et fixation du pédicule à l'angle gauche de la plaie. Réunion partielle. Tamponnement iodoformé.

La malade quitte le service, guérie, le 28 novembre.

Le volume de la tumeur n'était cependant égal qu'à celui d'une grosse noix verte. Il permettait donc l'ablation en entier. Mais il faut remarquer la difficulté que l'on eut à la saisir, produite qu'elle était par la consistance dure de la tumeur et sa mobilité. Les pinces n'avaient pas de prise sur elle. La plaie vaginale fut franchie d'un coup par le fibrome faisant issue brusquement par l'incision. L'opération était finie.

b) *Tumeurs de l'utérus.* — Elles sont constituées surtout par des fibromes pédiculés ou par des myômes énucléables.

Nous croyons pouvoir dire que l'on sera appelé à agir soit par l'incision antérieure, soit par l'incision postérieure, suivant que la tumeur siégera sur la face correspondante de l'utérus.

Nous ne partagerons donc pas les idées trop arrêtées, trop absolues à notre sens, de ceux qui avec Martin d'une part opèrent toujours par l'incision vaginale antérieure, ni de ceux qui comme Mackenrodt ne veulent aller que par le cul-de-sac postérieur.

L'incision non plus ne devra pas toujours être identique à elle-même, mais subordonnée plutôt au volume supposé de la tumeur.

Disons de suite que nous blâmons même la pratique observée par Mackenrodt(1) : « Après l'ouverture du cul-de-sac de Douglas, fendre longitudinalement la paroi postérieure de l'utérus sur la ligne médiane, et par cette brèche dont on écarte largement les bords, aller à travers la cavité utérine énucléer les myômes de la paroi antérieure.

(1) MACKENRODT. *Zeitsch. f. geb. u. Gyn.*, 1896, Bd XXXLV, Hft 2, p. 348.

Réparer par des sutures. » Nous croyons tout cela bien inutile, et les raisons que l'auteur donne pour établir cette méthode ne nous paraissent pas contrebalancer la mutilation produite.

On peut, par voie antérieure, laisser intacte la vessie, la bascule de l'utérus n'est pas toujours nécessaire complètement, et le drainage par le cul-de-sac postérieur n'est pas toujours forcé dans une opération de ce genre faite pour des lésions non infectieuses.

Les plaies ainsi faites à l'utérus peuvent ne pas être si inoffensives que cela. Rosenstein (1) publie le fait suivant : « au sixième jour de l'ablation d'un myôme utérin par colpotomie, apparurent des pertes fétides et du ballonnement du ventre. La laparotomie étant pratiquée, il fut reconnu qu'une anse d'intestin grêle était adhérente à la plaie utérine. »

On le voit, ce sont des sutures à surveiller que celles de l'utérus ; elles n'offrent dans la plupart des cas, comme on a pu le voir dans une de nos observations précédentes, aucun inconvénient, mais pourquoi les employer d'une façon si étendue inutilement ?

L'observation suivante nous montrera la facilité que donne la voie vaginale pour enlever des tumeurs utérines appropriées, en nous permettant de constater qu'elle permet l'exploration concomitante des annexes.

(1) Rosenstein. *Centralb. f. Gynäk.*; 23 septembre 1897.

Obs. XL. — *Petits fibromes sous-péritonéaux de l'utérus et ovaire scléro-kystique douloureux à gauche. Colpotomie vaginale antérieure. Guérison.*

(Service de M. le Dr LEJARS.)

Mme T..., 31 ans, ménagère. Entrée, le 24 avril 1896, à l'hôpital Beaujon.

Réglée à 15 ans et demi, et irrégulièrement quoique d'abondance normale ; mais éprouve des douleurs. Leucorrhée abondante.

En 1894, fausse couche de deux mois ; fièvre consécutive.

Depuis deux ans, pesanteur dans le bas-ventre, sensation de brûlure ; envies fréquentes d'uriner.

A la palpation abdominale, rien d'anormal.

Au toucher, utérus gros, ovaire prolabé à gauche.

OPÉRATION, le 28 avril 1896. — Abaissement de l'utérus, curettage. Incision du cul-de-sac antérieur et décollement de la vessie, ouverture du cul-de-sac péritonéal. Immédiatement se présentent quatre petits fibromes pédiculés, sous-péritonéaux, de l'utérus, gros comme une noisette et que l'on enlève.

Bascule en avant du fond de l'utérus, on aperçoit bien les annexes des deux côtés. Libération et ablation des annexes gauches : gros ovaire kystique adhérent.

Léger tamponnement iodoformé ; suture du cul-de-sac antérieur. Tamponnement vaginal. Sort, guérie, un mois après.

Les tumeurs solides de l'utérus devant être enlevées par colpotomie, ne devront pas excéder un certain volume. Ce volume est la première chose que l'on doit évaluer le plus exactement possible. Nous savons l'orifice que donne une brèche vaginale, elle est extensible naturellement, mais jusqu'à une certaine limite ne pouvant être dépassée sans risquer de léser l'artère utérine ou l'uretère.

CHAPITRE IV

La voie vaginale — voie d'accès pour certaines opérations plastiques.

La voie vaginale fut appliquée aussi pour la correction et le maintien des déviations utérines ; elle rentrait alors dans les procédés multiples cherchant le rétablissement de la direction de l'organe. La mettant en parallèle à ce sujet avec la voie abdominale, on s'étudia, comme nous le verrons ultérieurement, à agir soit sur le corps de la matrice, soit sur les ligaments qui s'y insèrent dans le but de les raccourcir.

Deux grands procédés trouvèrent alors leur application en fixant l'utérus au vagin, ou au péritoine et tissus rétro-vésicaux, sans parler des procédés ligamentaires, et agissant dans les cas différents de rétrodéviations fixes et de rétrodéviations mobiles.

Sänger, en 1888, avait le premier proposé l'intervention par le vagin, par le procédé, oublié aujourd'hui, de Schücking, en fixant l'utérus préalablement redressé.

Schultze, en 1892, proposait, après avoir libéré les adhérences par l'incision du cul-de-sac antérieur, de fixer le col en arrière par une suture.

Pestalozza cependant (*Congrès de Rome*, 1894) s'insurgeait contre cette méthode en général, dont les divers procédés n'étaient pas encore mis au point, en citant 8 récidives sur 8 opérations.

Nous en arrivons donc aux deux grands procédés venus d'Allemagne et inventés par Mackenrodt et Dührssen.

C'est le 27 mai 1892 que Mackenrodt fit à la *Société obstétricale et gynécologique de Berlin* sa première communication. Nous la résumerons en ses grandes lignes, citant le but de l'auteur : « La condition capitale était d'amener la disparition du cul-de-sac antérieur, fixer l'utérus au feuillet antérieur de ce pli et ce feuillet au vagin. »

C'est donc une fixation non intra-péritonéale.

L'auteur ajoutait : « cette nouvelle position de l'utérus quoique différant sensiblement de la normale, peut se prêter à des mouvements de plus en plus étendus, ce qui explique la possibilité d'une grossesse ultérieure et de son entière évolution ».

Nous verrons ce qu'il faut en penser.

Winter, Steinbuckel et Knorre avaient modifié la hauteur des sutures de fixation et nous verrons que cette question présente une certaine importance.

Dührssen enfin prenait part au débat, réclamait pour sa part les grandes lignes de ces procédés, disant les avoir exécutés le premier.

La méthode de Mackenrodt (1) se compose des temps suivants : 1° Abrasion de la muqueuse ; 2° décollement de la vessie ; 3° oblitération du cul-de-sac vésico-utérin ; 3° vagino-fixation.

La méthode de Dührssen n'en est différente que par des

(1) *Ann. de Gyn. et d'Obst.*, 1894, t. II, p. 724.

points particuliers, l'incision transversale du cul-de-sac vaginal, introduction d'une sonde redressant l'utérus, fixation de celui-ci en commençant le plus haut possible.

Le Dentu, en 1894, dans son rapport à l'*Académie de médecine* (22 mai) sur un travail de Pichevin, décrivait aussi un procédé dans lequel deux ou trois fils passés d'avant en arrière fixent le fond de l'utérus le plus près possible du tubercule antérieur du vagin. Ces fils étaient de la soie. Il complétait par une colpopérinéorrhaphie.

Græff (1) se déclare aussi partisan de la vagino-fixation dans les rétro-déviations mobiles et même dans les cas où l'utérus est fixé et où l'on a libéré les adhérences.

Mais c'est sur l'intéressante communication de Paquy (2) que nous voulons surtout insister.

L'auteur y relate un nouveau procédé de Martin, produit par le *British medical Journal*, n° 1827, 4 janvier 1896.

1° Saisie et fixation de l'utérus avec la pince d'Orthmann ; 2° incision verticale du vagin aussi longue que possible ; 3° décollement de la vessie et ouverture du cul-de-sac péritonéal ; 4° bascule de l'utérus et exploration ; 5° vagino-fixation commençant par des points comprenant la lèvre vaginale, le tissu cellulaire de la base de la vessie, le péritoine, la paroi antérieure de l'utérus à 2 centim. au-dessous du fond ; 6° suture de la plaie vaginale.

L'auteur termine toujours la colpotomie par une vagino-fixation. N'est-il pas mauvais de terminer toujours par une pareille fixation de l'organe !

(1) Græff. *Samm. klin. Vorträge*, 1895, n° 125.
(2) Paquy. *Ann. de Gyn. et d'Obst.*, 1896, t. I, p. 436.

Nous ne pouvons entrer dans le détail des faits que rapporte Paquy, au point de vue des accouchements ultérieurs chez ces opérées.

Citant des observations de Strassmaun, Græfe, Wertheim, Rühl, il arrive aux conclusions suivantes :

1° Pendant la grossesse :

Troubles de la miction ;

Développement anormal de l'utérus pouvant amener des présentations vicieuses ;

Dans presque tous les cas, l'épaule se présentait à l'orifice utérin.

2° Au moment de l'accouchement :

Lenteur du travail, causée par une rigidité cicatricielle spéciale du col empêchant la dilatation de se produire et pouvant causer des ruptures utérines.

Grave pronostic pour la mère et pour l'enfant.

Il y a d'ailleurs, suivant cet auteur, à la suite des vaginofixations des cas fréquents d'avortement.

Buschbeck (1) reprenait quand même les vieux procédés de Schücking (2) en incisant d'abord le cul-de-sac postérieur pour en libérer des adhérences ; se reportant en avant il pratique le redressement de l'utérus, puis fixe l'organe au vagin par des points transversaux serrés au niveau du col sur une lamelle d'argent.

Döderlein (3) opère autrement, en attirant le fond de l'utérus au moment de sa bascule en avant avec des crochets et en raccourcissant la face antérieure de l'organe

---

(1) BUSCHBECK (Dresde). *Annales de gynécologie* (Allem.), 1896.
(2) SCHUCKING. *Deutsche medic. Wochens.*, 1888, n° 14.
(3) DÖDERLEIN. *Centralbl. f. Gynäk.*, n° 8, p. 72.

au moyen d'une incision longitudinale de la paroi antérieure qu'il suture, sans en enlever une partie comme Rabencau.

Mais cependant les résultats, ressemblant à ceux que nous avons trouvés cités par Paquy, ne prêchaient pas en faveur de la vagino-fixation.

Mackenrodt l'abandonnait pour revenir à la vésico-fixation (suture du péritoine vésical au péritoine utérin), mais tout récemment reprenait malgré tout sa première méthode.

Richelot, en 1898, apportait aux procédés antérieurs les modifications suivantes : 1° il ne met pas d'instrument redresseur de l'utérus qu'il abaisse fortement.

2° Incision du cul-de-sac antérieur prolongée dans les culs-de-sac latéraux.

3° Ouverture large du cul-de-sac péritonéal et libération de l'utérus; saisie de la face antérieure de l'utérus au-dessus de l'isthme, sans attirer le fond qui bascule à ce moment, car on lâche la pince qui saisissait le col. 3 fils transversaux sont placés, comprenant les lèvres de la plaie et la paroi utérine.

Bien que d'autres auteurs encore soient restés partisans de la vagino-fixation de l'utérus, certains chirurgiens cherchèrent à agir contre la rétrodéviation de l'utérus en raccourcissant les ligaments qui s'y insèrent. Ils ont d'ailleurs été imités, même par Dührssen, qui pratiqua une fois en 1898 et répéta 29 fois l'implantation d'un ou des deux ligaments ronds sur le vagin.

Les résultats lui ayant paru excellents, il n'hésite pas à considérer cette méthode comme la meilleure des vagino-fixations.

Wertheim (1) faisant remarquer que tout procédé d'anté-

(1) WERTHEIM. *Cent. f. Gyn.*, 1898, n° 10, p. 265.

fixation est défectueux quand il a pour effet d'empêcher le développement de l'utérus gravide, avait proposé, deux ans auparavant, de fixer, au lieu du corps de l'utérus, les ligaments ronds à la paroi antérieure du vagin.

Bode (1) en proposait alors le raccourcissement intra-péritonéal après laparotomie vaginale.

Byford (2) enfin vantait aussi la suspension antérieure de l'utérus et le raccourcissement des ligaments ronds au moyen de la section vaginale.

Nous ne pouvons entrer dans le détail de ces diverses interventions dont le titre nous paraît suffisamment explicatif. Elles cherchaient toutes à poursuivre cette condition de ne pas fixer l'utérus trop haut, à cause des troubles de la grossesse; ni trop bas, à cause des récidives.

Nous n'envisagerons pas les procédés qui, comme celui de Ruggi, s'accompagnent de mutilation de l'utérus.

Mais comment devons-nous conclure après ce rapide exposé dont les détails qui n'ont pu être publiés in extenso sont cependant implicitement contenus dans l'exposé de leurs différents titres.

La voie vaginale a pu, comme voie d'accès, servir à réaliser trois types d'opérations destinées à corriger les déviations et surtout les rétro-déviations de l'utérus.

Les premières eurent pour but de fixer la paroi antérieure de cet organe au cul-de-sac antérieur du vagin.

Les secondes réalisaient l'adaptation du péritoine anté-utérin au péritoine rétro-vésical.

Les troisièmes, respectant l'utérus, auquel elles ne

(1) BODE. *Cent. f. Gynäk.*, 1896, n° 13, p. 857.
(2) BYFORD. *The Am. gynæc. and obst. J.*, juin 1896, p. 774.

voulaient appliquer de sutures directes, agirent sur les ligaments suspenseurs, et surtout les ligaments ronds, en effec-
tuant soit leur fixation au vagin, soit leur raccourcissement
intra-péritonéal.

Nous nous proposons de dire dans nos conclusions générales quel est le type que nous croyons devoir être le
plus sûrement adopté.

OBSERVATIONS

Obs. XLI. — *Colpotomie antérieure, exploratrice. Guérison*

(Service de M. le Dr Lejars.)

F. C..., 28 ans.

Opération à Beaujon, le 4 avril 1896. — Salpingo-ovarite gauche, ovaire gros, douloureux et paraissant très accessible par le vagin.

Colpotomie antérieure. — Après curettage, incision sur le devant du col; décollement de la vessie jusqu'au cul-de-sac péritonéal qui est ouvert. On explore alors la face antérieure de l'utérus et les annexes : l'ovaire gauche semble trop peu atteint pour devoir être enlevé. On referme le péritoine par un surjet de calgut, puis les deux lèvres muqueuses par des points de catgut. Tamponnement. Vomissements durant les premiers jours, état nerveux un peu inquiétant, mais pas de température.

Guérison.

Obs. XLII. — *Colpotomie antérieure, exploratrice. Guérison.*

(Service de M. le Dr Lejars.)

M. C..., 24 ans, ménagère.

Métrite cervicale hypertrophique, ovaire droit volumineux.

Opération, le 8 juin 1897, à Beaujon. — Colpotomie antérieure. Exploration de l'ovaire droit qui ne paraît pas assez malade pour être enlevé (seulement un peu kystique).

On referme la brèche vaginale.
Amputation haute du col.
Guérison.

Obs. XLIII. — *Hématocèle rétro-utérine suppurée bombant dans le cul-de-sac postérieur. Incision vaginale postérieure. Guérison.*

(Service de M. e Dr Lejars.)

M. G..., 44 ans, entrée le 3 avril 1900, à l'hôpital Tenon, salle Delessert, n° 21. Fièvres intermittentes à l'âge de 13 ans. Cinq grossesses, la dernière remontant à 1888. Toujours bien réglée, avec cependant une tendance à avancer chaque fois de quelques jours. Il y a deux mois, la malade commence à perdre abondamment, les pertes se prolongent pendant six semaines sans interruption. Entre temps, douleurs dans e ventre assez vives, intermittentes, avec redoublement d'intensité au moment des garde-robes. Il y a dix jours, la malade éprouva des douleurs plus vives ; cataplasmes laudanisés sans résultat. En même temps, les pertes reprennent, mais cette fois peu abondantes, surtout en caillots. Rien aux poumons, pouls un peu accéléré. Appétit nul, selles régulières. Facies pâle, anémié ; vertiges fréquents, maux de tête.

Température 38°,5 l'avant-veille, revenue à la normale.

Pas d'albumine.

Au toucher, grosse masse dans le cul-de-sac postérieur.

, Opération, le 7 avril. — Colpotomie postérieure. Issue d'un verre et demi environ d'un pus d'apparence phlegmoneuse, sans caillots. Grande poche rétro-utérine, lavée, drainée.

Tamponnement vaginal.

Sortie le 15 avril.

Obs. XLIV. — *Hématocèle rétro-utérine. Colpotomie posté-rieure. Guérison.*

(Service de M. le Dr LEJARS.)

Mme C..., 26 ans, ménagère. Entrée à Beaujon, salle Huguier, le 19 septembre 1898.

Réglée à 14 ans, régulièrement. Le 10 septembre, subitement, fausse couche d'un mois et demi, la malade ayant un retard de règles. Elle se remet d'ailleurs très vite, peut travailler une journée, puis est reprise subitement de douleurs dans le ventre qui l'obligent à s'aliter. Deux jours après, réapparition des règles qui durent trois jours. Depuis ce moment, continue à souffrir. Pas de constipation, mais phénomènes de rectite. Urines fréquentes, facies pâle, ventre gros et douloureux à la pression.

Toucher vaginal. Col porté en avant et en haut à la symphyse. Le cul-de-sac postérieur est entièrement occupé, et on perçoit une masse dure, rénitente, s'étendant assez loin latéralement et en haut.

OPÉRATION. — Incision du cul-de-sac postérieur : grande quantité de caillots et de sang liquide. Lavage, drainage.

Guérison sans incidents.

Obs. XLV. — *Hématocèle rétro-utérine. Colpotomie posté-rieure. Guérison.*

(Service de M. le Dr LEJARS.)

C..., 34 ans, blanchisseuse. Entre à Tenon, salle Delessert, n° 2, le 20 juin 1900. Se plaint depuis quelque temps de pertes et de douleurs dans le ventre.

Au toucher, on diagnostique une hématocèle.

OPÉRATION, le 23 juin 1900. — Colpotomie postérieure. Ouverture d'une poche qui contient des caillots noirs, tassés et, au milieu, un embryon d'environ deux mois.

On ramène au doigt les caillots et les débris placentaires.

Lavage à l'eau bouillie. Drain. Tamponnement iodoformé, la mèche profonde pénétrant dans la cavité de la poche.

La malade sort, sans incidents, le 5 juillet.

Obs. XLVI. — *Hématocèle rétro-utérine. Incision vaginale. Guérison.*

(Service de M. le Dr Lejars.)

M. M..., 33 ans, blanchisseuse. Entrée à Beaujon le 31 août 1897.

Mariée à 23 ans, bien réglée, pas de fausses couches.

A 24 ans, un enfant, qui meurt dans les vingt-quatre heures.

Depuis cet accouchement, douleurs abdominales et lombaires. Aménorrhée pendant deux mois (de fin juin au commencement d'août), puis, apparition des règles qui ont duré quinze jours, mais peu abondantes.

A la palpation, ventre sensible à gauche où on sent une masse. Au toucher : col gros. A gauche et en arrière très grosse masse arrondie, soulevant l'utérus en avant, et communiquant avec la précédente.

Opération, le 8 septembre 1897. — Incision du cul-de-sac postérieur, après curettage utérin. On tombe sur une poche fortement tendue qui est ouverte aux ciseaux : grande quantité de sang noir, en bouillie et en caillots. Lavage, détersion aux tampons. La poche se rétracte spontanément de façon notable. Drain et tamponnement iodoformé.

Sort guérie le 26 septembre 1897.

La malade, revue depuis, va très bien.

Obs. XLVII. — *Hématocèle rétro-utérine. Colpotomie. Mort.*

(Service de M. le Dr LEJARS.)

T. M..., 43 ans, ménagère. Entre à l'hôpital Tenon, salle Deles-sert, n° 21, le 22 mai 1900. Réglée à 13 ans et demi,

Deux grossesses, la dernière il y a seize ans. Pas de fausses couches.

Bien réglée. Bronchite il y a douze ans.

En février dernier, grippe, à la suite de laquelle on diagnostique une appendicite. Immobilisation chez elle, pommade mercurielle. Les douleurs augmentent peu après sous l'influence de la fatigue, lorsque la malade se lève, elles ne restent plus localisées à la région droite de l'abdomen, occasionnent surtout de la gêne, de la pesan-teur dans le ventre avec fatigue dans les jambes.

Pas de douleurs aiguës, pas de vomissements, du moins depuis quelque temps. Pas d'hémorrhagies.

A l'entrée, on diagnostique de l'emphysème pulmonaire, la malade a des crises d'asthme.

Au toucher. Pas de douleurs, grosse tumeur fluctuante remon-tant à quatre travers de doigt au-dessus de la symphyse. Rien dans les urines. Température 38°,5.

OPÉRATION, le 26 mai 1900. — Colpotomie postérieure. Issue d'une très grande quantité de pus. Lavage. Drain. Tamponnement vaginal.

Cinq jours après, la malade qui allait bien est prise d'accès subits d'étouffement et mort immédiate, probablement d'embolie.

Obs. XLVIII. — *Ovariotomie ancienne, laparotomie. Héma-tocèle suppurée, colpotomie postérieure. Guérison.*

(Service de M. le Dr LEJARS.)

R. E..., 35 ans. La malade est très bien rétablie de sa première opération, pratiquée à Beaujon pour un gros kyste de l'ovaire enlevé par laparotomie. Elle est depuis bien réglée, mais ses règles depuis quelque temps sont douloureuses. Elle a remarqué que son ventre grossissait en même temps que survenaient des douleurs abdominales depuis huit mois, et quelques pertes récemment.

Bon état général.

Au toucher, on sent une grosse masse fluctuante saillant dans le cul-de-sac postérieur.

Opération à Tenon, le 16 juin 1900. — Colpotomie postérieure, issue d'une grande quantité de pus chocolat. Lavage. Drain. Tamponnement iodoformé. Sortie en juillet.

Résultat éloigné. — La malade est revue en novembre. Très gros col entr'ouvert, à lèvres irrégulières.

Grosse masse arrondie, non mobile, en arrière et qui est le fond de l'utérus rétrofléchi.

On sent la cicatrice de l'incision. Rien aux annexes.

Obs. XLIX. — *Hématocèle suppurée. Grosse masse saillant dans le cul-de-sac postérieur. Colpotomie. Guérison.*

(Service de M. le Dr Lejars.)

M. R..., 25 ans, blanchisseuse, entrée le 29 avril 1900 à l'hôpital Tenon.

Depuis quelque temps se plaint de douleurs et de troubles dans la menstruation. Difficulté pour aller à la selle.

A l'examen, grosse masse bombant dans le cul-de-sac postérieur.

Opération, le lendemain 30 avril. — Large incision vaginale postérieure donnant issue à deux litres de pus. Drain; tamponnement iodoformé. La malade sort, guérie, le 28 mai.

Nouvel examen en novembre 1900. Rien d'anormal, utérus mobile. La malade a cependant fait une fausse couche il y a trois semaines.

**Obs. L. — *Pyosalpinx droit, saillant dans le cul-de-sac posté-
rieur. Colpotomie. Guérison.***

(Service de M. le Dr Lejars)

L. E..., 22 ans. Entre à l'hôpital Tenon, salle Delessert, n° 21,
le 25 mai 1900. Se plaint de douleurs dans le ventre, surtout à droite.

Au toucher, on sent une tumeur de volume moyen, douloureuse,
siégeant en arrière et à droite.

Opération, le 28 mai. — Colpotomie postérieure. On ouvre au
bistouri une poche de parois assez épaisses, et d'où s'échappe une
quantité considérable de pus, d'apparence phlegmoneuse, un peu
claire. On pénètre dans une cavité très étendue, latéro-utérine, dans
laquelle on fait un grand lavage à l'eau bouillie. Gros drain. Tamponnement iodoformé.

La malade sort le 9 juin.

**Obs. LI. — *Abcès rétro-utérin (pyosalpinx ou hématocèle
suppurée). Incision du cul-de-sac postérieur. Guérison.***

(Service de M. le Dr Lejars.)

G. O..., 49 ans, modiste. Entrée à Beaujon le 28 janvier 1896.
Réglée à 15 ans, toujours régulièrement.

Au mois de mai dernier, la malade a eu une cystite qu'elle a fait
soigner très irrégulièrement à Necker. Quelques flueurs blanches.

Il y a une quinzaine de jours, la malade a été prise brusquement
de douleurs dans les reins et dans le ventre. Depuis ce temps-là,
les douleurs n'ont pas cessé, même la nuit. Disparition totale de
l'appétit. Constipation opiniâtre depuis très longtemps.

Examen. — Ventre ballonné, dur, douloureux à la pression. Au
toucher, qui est très douloureux, on sent une grosse masse qui
remplit absolument le cul-de-sac postérieur et se prolonge de
chaque côté.

OPÉRATION, le 30 janvier 1896. — Incision rétro-utérine ; évacuation d'une abondante quantité de pus. Lavage. Drainage et tamponnement vaginal iodoformé.

Sortie le 15 février.

Revue quelque temps après sa sortie ; l'incision est fermée ; presque plus de sensibilité dans le cul-de-sac postérieur, mais on sent toujours de l'empâtement à droite.

OBS. LII. — *Abcès rétro-utérin. Colpotomie postérieure. Guérison.*

(Service de M. le Dr LEJARS.)

R. G..., 18 ans, ménagère. Entrée à Beaujon le 7 février 1898. Réglée à 11 ans, régulièrement. Premier enfant à 16 ans et demi. Six semaines après ce premier accouchement, métrite hémorrhagique pendant trente jours. Règles irrégulières depuis.

Le 1er janvier 1898, deuxième enfant venu à 7 mois ; accouchement laborieux. Depuis, douleurs vives dans la région abdominale, s'irradiant dans les reins et les cuisses, accentuées surtout à gauche. Douleurs de la miction et dans la défécation.

Pas de fièvre ; application de glace qui calme les douleurs. Sueurs abondantes, surtout la nuit.

OPÉRATION, le 17 février 1898. — Colpotomie postérieure. Après incision de la muqueuse, on remonte, au doigt, le long de la face postérieure de l'isthme, et l'on s'ouvre progressivement une voie jusqu'à la poche ; notable quantité de pus grumeleux. Cavité rétro-utérine fermée, irrégulière. Lavage. Drain. Tamponnement vaginal.

Sortie le 18 mars.

Obs. LIII. — *Hémato-salpinx suppuré droit. Colpotomie postérieure. Guérison.*

(Service de M. le Dr LEJARS.)

Mme L..., 25 ans, domestique. Entrée à Beaujon, le 26 mars
1898.

Réglée à 12 ans ; à 20 ans, un enfant mort dans les vingt-quatre
heures. Neuf mois après, avortement de 2 mois.

Il y a trois semaines, en pleine santé, au moment des règles,
elle est prise brusquement, pendant son travail, d'une violente douleur abdominale qui la force à s'aliter immédiatement. Le lendemain matin, cependant, elle se lève et se repose l'après-midi, et
ainsi les jours suivants. Depuis le 22, a toujours gardé le lit.

Le ventre est tendu, un peu douloureux ; mais la douleur siège
surtout à la région lombaire. Les hémorrhagies continuent en
augmentant. Constipation. Au toucher, le col est dévié en arrière
et à gauche. Dans le cul-de-sac postérieur, empâtement saillant,
douloureux, qui immobilise l'utérus.

A droite, masse saillante du volume d'une châtaigne.

OPÉRATION, le 30 avril 1898. — Ouverture d'une poche assez haut
située et d'où s'écoule une notable quantité de pus ; lavages ;
quelques débris pseudo-placentaires. Drain et tamponnement
iodoformé. La malade sort, le 24 mai, sans incidents.

Obs. LIV. — *Abcès péri-salpingien. Colpotomie postérieure.
Guérison.*

(Service de M. le Dr LEJARS)

D. M..., 33 ans, ménagère. Entrée à Beaujon le 3 mai 1898.
Réglée à 15 ans avec de légères irrégularités. A eu deux enfants,
bien portants, le premier en 1884, le second en 1894. Depuis cette
dernière couche a toujours souffert. S'est plaint de l'estomac ces

temps derniers et a été prise, il y a huit jours, brusquement, de douleurs violentes que la malade compare aux coliques utérines. Le lendemain la malade s'alite et les règles réapparaissent trois jours après sans rien d'anormal. A noter cependant que deux pertes se sont produites dans le mois. Les douleurs s'amendent un peu et la palpation permet de sentir le plastron annexiel.

Au toucher, col utérin repoussé contre le pubis.

En arrière, masse grosse, douloureuse, fluctuante.

La constipation est tenace, la miction un peu douloureuse.

OPÉRATION, le 8 mai 1898. — Colpotomie postérieure : grande quantité de liquide puriforme, fétide. Cavité irrégulière, au fond de laquelle on sent la trompe noueuse, mais sans bosselures fluctuantes. Lavage. Drain. Tamponnement vaginal.

Suites : les règles revinrent au bout de trois mois, douloureuses la première fois, normales depuis. Pas de constipation.

Résultat éloigné. — 11 octobre 1900. Cicatrice transversale à la base du col.

Rétroflexion utérine non adhérente, non réductible au doigt. L'angle de réflexion correspond à la cicatrice. La malade ne souffre plus.

OBS. LV. — *Hémato-salpinx suppuré. Colpotomie. Guérison.*

(Service de M. le Dr LEJARS.)

Mᵐᵉ N..., 27 ans, chapelière. Entrée à Beaujon le 30 juin 1898.

Réglée à 16 ans. Il y a cinq ans, fausse couche de trois mois qui n'a pas eu de suites immédiates.

Depuis quatre mois souffre du ventre, surtout à droite, avec irradiations dans les reins et la racine des cuisses. Ni fièvre, ni frissons. Bien réglée, mais néanmoins quelques pertes. Depuis quinze jours, les douleurs ont augmenté au point de forcer la malade à prendre le lit. Elle est très faible et a maigri.

Au toucher, le col est à la symphyse. Le cul-de-sac postérieur est dur, tendu, fluctuant.

La tumeur siège surtout à droite.

OPÉRATION, le 1er juillet 1898. — Colpotomie postérieure. Évacuation d'une abondante quantité de pus. Lavage. Drain. Tamponnement vaginal.

Sort guérie le 26 juillet.

OBS. LVI. — *Abcès rétro-utérin. Colpotomie postérieure. Guérison.*

(Service de M. le Dr LEJARS.)

B. F..., 26 ans, domestique. Entrée à Beaujon le 17 décembre 1898.

Aucune affection antérieure. Réglée à 15 ans, irrégulièrement ; a eu un enfant il y a un an. Depuis cet accouchement, leucorrhée abondante, et douleurs dans le bas-ventre ; mais continue quand même son travail.

Le 1er novembre, avance de règles de quinze jours : les pertes durent quinze jours, très douloureuses pendant toute la durée. Gros caillots. Le 8 décembre, perd à nouveau, pendant deux jours, mais sans douleurs.

Le 10 décembre, au matin, ressent une douleur subite dans le bas-ventre, « comme si on lui arrachait quelque chose ». Vomissements abondants. Décoloration des téguments. Le soir, forte fièvre.

A partir de ce moment, son ventre grossit ; dans l'espace de deux jours remarque une augmentation notable. Dyspnée. Constipation. Vomissements, qui se représentent à nouveau le 20 décembre. Amaigrissement. Anémie.

Examen. — Ventre gros, distendu. Par la palpation on sent une tuméfaction dure, mais rénitente.

Matité remontant à deux travers de doigt au-dessous de l'ombilic, se prolongeant dans la fosse iliaque gauche et le flanc. La limite supérieure de cette zone est oblique en haut et à gauche.

H.   11

Toucher : col refoulé en avant. Paroi postérieure du vagin œdématiée, et l'on sent une grosse tumeur saillante et fluctuante, qui remplit le cul-de-sac postérieur.

OPÉRATION, le 22 décembre 1898. — Colpotomie postérieure. Incision transversale en arrière du col ; issue d'une grande quantité de pus fétide. On sent dans la profondeur, des masses sinueuses qui paraissent inaccessibles.

Deux gros drains. Grand lavage.

Sort guérie dans le courant de janvier 1899.

OBS. LVII. — *Suppuration pelvienne.*

(Obs. XVI de la thèse ROGER, due à l'obligeance de M. ROUTIER.)

F. T..., 27 ans. Entrée le 12 mars 1897 à l'hôpital Necker. Réglée à 14 ans. N'a jamais eu de grossesse. Il y a six ans, la malade a eu des pertes verdâtres abondantes, des accidents d'uréthro-cystite et des douleurs pelviennes qui l'ont tenue deux mois au lit. Depuis cinq semaines, elle souffre beaucoup, surtout du côté gauche.

Examen. — Utérus refoulé à gauche et à droite. Masse volumineuse dans le cul-de-sac gauche et se prolongeant en arrière.

OPÉRATION. — Incision du cul-de-sac postérieur le 28 mars. Grosse tumeur dure à gauche, crevée péniblement avec le doigt ; issue d'un pus verdâtre.

Résultat éloigné. — La malade revient en 1898, avec des accidents pelviens aigus.

OBS. LVIII. — *Pelvi-péritonite suppurée. Incision vaginale.*

(Obs. X de la thèse ROGER, due à l'obligeance de M. ROUTIER.)

C. M..., 24 ans, opérée le 9 novembre 1894. Un enfant il y a six ans, une fausse couche il y a deux ans. A été soignée de sa salpingite

par le massage, par Stapfer. A été prise quinze jours avant l'opération de violentes douleurs dans l'abdomen ; fièvre, frissons, vomissements.

Examen. — Le ventre est souple, sauf du côté gauche, siège de
la salpingite antérieurement diagnostiquée. On sent au niveau de
la fosse iliaque gauche une tuméfaction qui va de l'aine à mi-
chemin de l'ombilic. Utérus porté à droite, débordé à droite et à
gauche par une tumeur fluctuante, très douloureuse. T. 39°,
pouls 130.

OPÉRATION, le 5 novembre. — Incision à gauche et en arrière du
col ; flot de pus infect, issue de grumeaux caséeux. Lavage ; deux
gros drains dans le foyer. Tamponnement.

Le 6. T. 37°, pouls 78.

Le 16. Ablation d'un drain.

Le 19. Ablation de l'autre drain.

Le 23. On sent à gauche, par le palper combiné, une masse dure,
mais la source du pus est tarie.

Résultat éloigné. — En décembre 1895, signes évidents de
salpingite gauche aiguë ; mais la malade se refuse à toute intervention.

Obs. LIX. — *Pelvi-péritonite suppurée. Incision vaginale.*

(Obs. II de la thèse ROGER, due à l'obligeance de M. ROUTIER.)

M. T..., ménagère, 33 ans, entrée le 3 septembre 1891 à l'hôpital
Cochin, salle Boyer, n° 5. Menstruation régulière dès l'âge de
14 ans. En 1887, fausse couche de 6 semaines, qui tient la malade
deux mois et demi au lit. Il y a deux mois elle a été brusquement
prise de douleurs très vives dans le ventre.

Un médecin appelé constate l'existence d'une tuméfaction sur
le côté droit de la cavité pelvienne. Repos au lit, amélioration,
puis reprise des accidents douloureux, le 2 septembre, et entrée
à l'hôpital le lendemain.

Examen. — Ventre ballonné, tuméfaction de la région hypogastrique, col utérin petit, refoulé en haut et en avant contre le pubis, en arrière et au-dessous du col, tumeur de la grosseur d'une orange, dure ou à peine rénitente qui paraît avoir dédoublé la cloison.

OPÉRATION, le 8 septembre. — Incision transversale au vagin derrière l'utérus. L'opérateur crève successivement plusieurs poches contenant un pus épais et fétide; mais il lui est difficile de se rendre compte s'il a rompu des collections intratubaires ou simplement péritonéales.

Grand lavage, drainage, et tamponnement du vagin; quelques semaines après, la suppuration ne tarissant pas et la malade s'affaiblissant, on fit l'hystérectomie vaginale.

Résultat éloigné. — Le 9 août 1892 l'opérée est revenue en excellente santé.

OBS. LX. — *Double pyosalpinx. Incision vaginale.*

(Obs. IX de la thèse ROGER, due à l'obligeance de M. ROUTIER.)

A. M..., 24 ans, domestique. Entrée le 13 juin 1894 à l'hôpital Necker. — Bien réglée depuis l'âge de 16 ans. Il y a deux mois, fausse couche de six semaines. La malade souffrait du ventre depuis quelque temps, mais les douleurs sont devenues beaucoup plus vives à la suite de cet accident.

Examen. — Douleurs des deux côtés avec prédominance à droite. Tout le petit bassin est occupé par une tuméfaction rénitente qui déborde dans la fosse iliaque droite. L'utérus est refoulé en avant et un peu à gauche. La palpation bimanuelle attentive permet de distinguer deux masses annexielles indépendantes dans la tuméfaction générale qui occupe la cavité pelvienne.

OPÉRATION, le 10 juin. — Incision du cul-de-sac postérieur. Ouverture de deux poches purulentes contenant chacune un verre de pus. Lavage. Drainage et tamponnement.

Le 20. Suppression des drains.

7 juillet. L'incision est presque cicatrisée ; l'utérus est immobile et de chaque côté on sent les annexes fortement indurées.

Résultat éloigné. — La malade revient le 4 décembre 1897, se plaignant de nouveau de douleurs dans le bas-ventre. On trouve en arrière de l'utérus une tumeur douloureuse de la grosseur d'un œuf, quasi-fluctuante. Au bout de quelques jours de repos, cette tumeur s'efface peu à peu et disparaît. La malade ne souffre plus. Mais à sa sortie de l'hôpital, on sent encore à gauche un gros paquet annexiel du volume d'une orange se prolongeant en arrière de l'utérus.

Obs. LXI. — *Grosse salpingite blennorrhagique. Incision par le vagin. Drain de Verchère-Malecot. Guérison parfaite persistant cinq ans après l'opération.*

(Obs. II de la thèse MORÉLY, service de M. le Dr CHAPUT.)

Il s'agit d'une jeune fille de 18 ans qui fut prise, à la fin d'août 1892, d'une poussée grave de pelvi-péritonite, pour laquelle deux médecins m'envoyèrent chercher, pensant l'ouverture du ventre nécessaire.

Nous fîmes ensemble un traitement expectant et la malade ne tarda pas à aller mieux, mais il lui restait un écoulement utérin purulent, abondant, avec douleurs et une grosse poche dans le cul-de-sac gauche.

Le 9 septembre 1892, je fis l'incision vaginale en me servant, au lieu du trocart Laroyenne, d'une grosse et longue sonde cannelée, pointue, avec laquelle je ponctionnai la collection.

Du pus étant sorti par la rainure, j'excisai largement et lavai la poche au permanganate à 1 p. 100. Une grosse artère donnant au fond de la plaie, je fis l'hémostase avec une grosse éponge, d'après le procédé de Laroyenne.

Au bout de trois semaines, l'incision se rétrécissant trop vite, j'imaginai de placer à demeure un gros tube Verchère-Malecot construit sur le principe de la sonde à demeure Malecot. Ce tube fut laissé en place jusqu'au 21 novembre. Pendant tout le temps qu'il resta en place, on fit deux fois par jour des injections d'eau bouillie. L'utérus, qui avait été curé le 9 novembre, fut toutes les semaines injecté à la teinture d'iode dédoublée, pour lutter contre la réinfection de l'utérus baignant dans le pus vaginal.

A la fin de novembre 1892, il n'y a plus rien dans le cul-de-sac, l'ouverture est fermée, toutes les douleurs ont disparu, la malade doit se lever le 10 décembre.

Le tube Verchère-Malecot présente un avantage sur tous les autres moyens de drainage ; en effet, la gaze iodoformée est très rapidement impossible à introduire à cause du rétrécissement de l'orifice ; d'un autre côté, les tubes de caoutchouc ordinaire ne tiennent pas et sont constamment chassés. Rien de pareil avec les tubes de Malecot qui peuvent rester en place jusqu'à la fin du traitement et qui suppriment tout pansement, les injections vaginales maintenant la poche aseptique.

(Obs. de Chaput, in thèse de Macquart, Moulin, 1893.)

Cette malade a été revue cette année même ; elle va tout à fait bien et n'a plus souffert depuis son opération.

La guérison s'est donc maintenue parfaite pendant cinq ans.

Obs. LXII. — *Kyste de l'ovaire. Ablation. Colpotomie postérieure. Guérison.*

(Service de M. le D' LEJARS.)

D. A..., 53 ans. Entrée le 7 février 1899 à la Maison municipale de Santé.

Réglée à 15 ans, régulièrement. Ni enfants, ni fausses couches. Ménopause il y a cinq ans.

A depuis plusieurs années de la constipation opiniâtre.

Elle a eu probablement il y a quelque temps une poussée de périmétrite.

Examen. — Le toucher vaginal permet de sentir dans le cul-de-sac postérieur une masse volumineuse, dure, assez régulière. Cette masse est peu mobile, mais n'adhère nullement à l'utérus. Col normal. La masse fait légèrement saillie dans les culs-de-sac latéraux.

OPÉRATION, le 11 février 1899. — Colpotomie postérieure : la tumeur apparaît blanchâtre au fond de la brèche vaginale ; extraction avec la pince de Museux, qui provoque en même temps l'évacuation d'un liquide clair. Pincement du pédicule par deux languettes. Tamponnement vaginal.

C'était un kyste de l'ovaire gauche ; les annexes droites n'ont rien. — Sortie guérie le 12 mars.

Résultat éloigné. — Novembre 1900. La malade va très bien.

OBS. LXIII. — *Colpotomie postéro-latérale. Ablation d'une poche d'ovarite suppurée gauche. Guérison.*

(Service de M. le Dr LEJARS.)

D. M..., 32 ans.

OPÉRATION, à la Pitié, 14 novembre 1894.— *Colpotomie postéro-latérale gauche.* On tombe sur la partie inférieure, arrondie et tendue, de la poche.

Ponction : grande quantité de pus. La poche est isolée et extraite tout entière. Pas de pédicule, ni de ligatures. Tamponnement iodoformé de la large cavité qui reste dans le ligament large.

Sortie guérie le 30 novembre.

OBS. LXIV. — *Salpingo-ovarite. Colpotomie postérieure. Guérison.*

(Service de M. Le Dr LEJARS.)

A. M..., 31 ans, domestique. Entrée le 10 août 1897 à l'hôpital Beaujon. La malade souffrait beaucoup ; l'examen répété, sans anesthésie, avait fait trouver une masse annexielle assez grosse à gauche et une autre masse à droite ; devant l'ancienneté des accidents et ces constatations, l'hystérectomie vaginale fut proposée, expliquée et acceptée.

Opération, le 8 septembre 1897. — Une fois la malade endormie, l'exploration ne donnait plus rien à droite ; à gauche seulement, la masse annexielle restait fort nette. On prend le parti de faire la colpotomie.

Colpotomie postérieure ; après curettage (l'utérus est gros, cavité 10 centim.), les annexes droites paraissent normales ; à gauche, la trompe est distendue, sinueuse et adhérente ; on la décortique peu à peu et on l'attire, avec l'ovaire, hors de la brèche vaginale. Deux languettes sur le pédicule ; ablation.

Tamponnement vaginal.

Sort guérie le 2 octobre 1897.

Obs. LXV. — *Salpingo-ovarite gauche. Colpotomie. Ablation. Guérison.*

(Service de M. le Dr Lejars.)

H. H..., 28 ans, mécanicienne. Entrée à la Pitié (salle Lisfranc, n° 14), le 20 novembre 1894.

La tumeur semble très accessible par le vagin.

Opération le 18 décembre 1894. — Colpotomie postéro-latérale gauche : section d'une bride, très saillante, cicatricielle, qui occupe le fond du cul-de-sac. L'utérus s'abaisse alors très facilement. On extrait les annexes gauches, clamp sur le pédicule, puis suture enchaînée à la soie.

Tamponnement vaginal.

Sort guérie le 14 janvier 1895.

Obs. LXVI. — *Pyosalpinx gauche. Colpotomie postérieure. Ablation. Guérison.*

(Service de M. le Dr Lejars.)

Mme G..., 22 ans, domestique. Entrée à Beaujon le 27 août 1897.

N'a jamais été malade antérieurement. Légers troubles des règles; avances fréquentes de sept à huit jours. A ce moment-là, caillots du volume d'une noisette. Pas de dysménorrhée. Leucorrhée légère. Accouchement normal il y a trois ans. Dernières règles du 8 au 14 août.

Entre pour des douleurs abdominales ayant débuté il y a trois ans, à la suite des couches. Sensation de pesanteur et de tiraillement vers les reins et le périnée, exagérée par la station debout, mais pas assez violente généralement pour empêcher tout travail.

Examen. — Gros col, largement ouvert. Masse arrondie, douloureuse, assez volumineuse, constituée par les annexes gauches prolabées.

OPÉRATION. — Colpotomie postérieure. Pyosalpinx gauche, adhérent assez légèrement, qu'on extrait peu à peu.

Deux pinces sur le pédicule. Ablation. Tamponnement iodoformé.

Résultat éloigné. — 17 octobre 1900. Utérus moyen, direction normale, bien mobile. Rien dans le cul-de-sac. On distingue à peine la cicatrice postérieure. Très légère métrite du col. Bon résultat.

OBS. LXVII. — *Salpingo-ovarite kystique. Ablation des annexes. Guérison. Colpotomie postérieure.*

(Service de M. le Dr LEJARS.)

Mme C..., 46 ans. Entrée à Beaujon le 6 septembre 1898.
Réglée à 14 ans, régulièrement.

A eu deux enfants, il y a dix-sept et quatorze ans. Une fausse couche il y a dix ans.

Depuis le mois d'avril dernier, est malade. Début par une faiblesse générale. Puis surviennent des douleurs dans le côté gauche de l'abdomen, s'irradiant dans la cuisse. Au moment des règles, la malade est obligée de se coucher.

Au toucher, on sent un col gros et un cul-de-sac postérieur empâté.

OPÉRATION, le 15 septembre. — Colpotomie postérieure. Ouverture d'une poche kystique dépendant de l'ovaire et donnant issue à une assez grande quantité de liquide non purulent. — Décortication de la poche ovarienne et de la trompe, section du pédicule après application d'une pince à demeure.

La malade sort sans incident le 7 octobre.

OBS. LXVIII. — *Pyosalpinx droit. Colpotomie postérieure. Ablation. Guérison.*

(Service de M. le Dr LEJARS.)

G. L..., 24 ans, couturière. Entrée à Beaujon le 16 novembre 1897. Réglée à 10 ans, régulièrement jusqu'à 14 ans, où les règles deviennent irrégulières en même temps que la malade contracte une broncho-pneumonie qui nécessite trois mois de lit.

Depuis cette époque, rechutes chaque hiver. Tousse, hémoptysies.

A 19 ans, suppuration ganglionnaire du cou.

A 26 ans, pleurésie droite.

Les règles continues irrégulières pendant ce temps; elles sont douloureuses, la malade se plaint toujours à droite.

Depuis son mariage (il y a deux ans), les douleurs ont augmenté et sont toujours accompagnées de pertes jaunâtres, striées de sang, presque continuelles. La malade dit que depuis quatre mois, chaque injection donne issue à des caillots sanguins. Actuellement, les pertes n'ont pas diminuées, les douleurs persistent et des deux côtés. Au toucher, masse à droite et en arrière.

OPÉRATION, le 20 novembre 1897. — A droite et en arrière, à travers l'incision vaginale postérieure, on sent une masse adhérente et fluctuante qu'on décortique en arrière : du pus s'écoule en quantité notable. La masse se laisse alors abaisser et extraire : pyosalpinx. Pincement du pédicule par trois petites longuettes. Rien à gauche. Tamponnement iodoformé.

Sortie sans incidents le 14 décembre 1897.

Obs. LXIX. — *Kyste de l'ovaire droit.*

(Service de M. le Dr LEJARS.)

D. A..., 46 ans. Entrée le 8 juillet 1900 à l'hôpital Tenon, salle Delessert, n° 21. Vient pour des douleurs abdominales qui ne permettent aucune fatigue à la malade.

Au toucher, grosse masse fluctuante en arrière de l'utérus.

OPÉRATION, le 21 juillet. — Colpotomie postérieure. Le cul-de-sac ouvert, on aperçoit très nettement une tumeur grisâtre, ronde, indépendante de l'utérus et qui paraît être un kyste ovarien. On le saisit avec une pince à traction et on le ponctionne au bistouri. Issue d'environ trois verres au moins d'un liquide séreux, jaunâtre. La poche vient en même temps sans difficulté. C'est une poche ovarienne et la trompe saine rampe à son côté. Ablation après pincement du pédicule tubo-ovarien. Pince à demeure.

Trois points de catgut sur l'angle gauche de l'incision du cul-de-sac. Mèche iodoformée le long du drain. Tamponnement vaginal.

Sort guérie en août.

Résultat éloigné. — La malade, revue en novembre, ne souffre pas, n'a pas de pertes, est bien réglée. Toucher normal.

Obs. LXX. — *Fibrome calcifié de l'ovaire gauche. Extirpation par le vagin. Guérison.*

(Service de M. le Dr LEJARS.)

T. M..., 35 ans, femme de ménage. Entrée à Beaujon le 16 juillet 1897.

Pas de maladies antérieures; ni enfants, ni fausses couches. Règles toujours un peu irrégulières. Avances et retards fréquents. Pas de douleurs.

Elle entre pour des pertes rouges, liquides, sans caillots, continuelles mais peu abondantes, ayant débuté il y a un an.

Examen. — Utérus gros. A gauche, petite masse arrondie, dure, paraissant faire corps avec l'utérus, semblant être un fibrome.

Oᴘᴇ́ʀᴀᴛɪᴏɴ, le 29 juillet. — Colpotomie postérieure : ouverture large du cul-de-sac postérieur ; abaissement de la tumeur et des annexes gauches ; ligature du pédicule. Ablation.

Lamelle iodoformée, réunion du reste du cul-de-sac.

Très violacée, bien qu'ayant pris peu d'éther ; réveil difficile. Dans la journée, accidents graves de dyspnée, ralentissement du cœur et arythmie. Râles de bronchite généralisée, état syncopal.

Au bout de deux jours, tout s'améliore.

Sort guérie le 30 août.

Oʙs. LXXI. — *Colpotomie antérieure. Vagino-fixation.*

(Service de M. le Dʳ Lᴇᴊᴀʀs.)

C. S..., 23 ans, ménagère.

Oᴘᴇ́ʀᴀᴛɪᴏɴ, à Beaujon, le 10 septembre 1897. — Libération du col en avant jusqu'au cul-de-sac péritonéal ; gros catgut passé en anse verticale dans la portion antérieure du corps et du col ; second fil passé dans la paroi utérine, au niveau de l'isthme, et noué en bas sur la muqueuse vaginale.

Amputation du col ; réunion. Columnisation du vagin.

Sort guérie le 26 septembre.

Oʙs. LXXII. — *Pyosalpinx. Hystérectomie partielle. Ponction vaginale complémentaire. Malade revue un an après l'opération. Guérison à peu près parfaite.*

(Oʙs. X de la thèse Moʀᴇ́ʟʏ, service de M. le Dʳ Cʜᴀᴘᴜᴛ.)

M. Maz..., âgée de 24 ans, entre à la maison Dubois le 30 septembre 1897 (service du Dʳ Chaput).

Réglée à 15 ans et demi. Bien réglée la 1re année, elle perdait pendant une durée de deux à trois jours. L'année suivante, les règles sont devenues très abondantes, accompagnées de caillots. Elles duraient une huitaine de jours. Cet état a persisté jusqu'à l'époque actuelle.

Entre les règles, parfois quelques pertes blanches. Mariée à 21 ans. Les règles ont continué abondantes jusqu'en 1896.

Le 3 août 1896, elle a encore ses règles.

Le 21 septembre, pertes très abondantes avec caillots, il y avait un retard de 18 jours. Elle perd encore pendant quelques jours tout en continuant a vaquer à ses affaires.

Le 24. Elle se couche avec de la fièvre et des douleurs abdominales ; quelques jours après surviennent des vomissemente avec des signes de péritonite.

Elle est soignée par son médecin ordinaire jusqu'au 9 décembre. Depuis cette époque jusqu'au 5 janvier 1897 elle est relativement bien portante.

Du 5 janvier au 12 mai de la même année elle reste au lit, se plaignant de douleurs abdominales avec de la fièvre. Les douleurs siègent dans le côté gauche principalement.

Notre malade se relève le 16 mai ; cependant elle continue à souffrir dans la fosse iliaque gauche, dans la région lombaire et la cuisse gauche.

A l'examen physique, on constate que la palpation abdominale éveille de la douleur sur les côtés de l'utérus et dans la région des annexes du côté gauche.

Au toucher, le col paraît sain, les culs-de-sac antérieur et latéral droit sont normaux.

Le cul-de-sac latéral gauche est douloureux. On y sent une tuméfaction fluctuante ; le palper bimanuel montre que cette masse, qui est énorme, proémine dans la fosse iliaque gauche. Dans le cul-de-sac postérieur, enfin, on aperçoit la tumeur qui se prolonge de ce côté et qui est douloureuse.

Le toucher rectal donne des sensations analogues. L'utérus est en antéflexion et l'hystéromètre donne de 6 à 7 centimètres.

Opération, le 2 octobre. — Pendant la toilette vaginale, nous notons un écoulement abondant de pus par l'anus.

1° Curage de l'utérus. Teinture d'iode. Chlorure de zinc.

2° Amputation du col : 4 centimètres.

Au premier coup de ciseaux à gauche, écoulement de pus épais et fétide. A droite même chose.

Après section du col, élargissement de l'ouverture de la poche gauche avec la pince-trocart.

Bourrage à la gaze aseptique. Guérison immédiate rapide, sortie de l'hôpital trois semaines après.

Résultats éloignés. — Nous avons revu cette malade, un an après son opération. Il persistait une tumeur dure (œuf de pigeon), indolente dans le cul-de-sac postérieur.

La malade ne souffrant nullement, ne demande pas une nouvelle opération.

CONCLUSIONS

A. — L'incision de l'un ou l'autre des culs-de-sac vaginaux, sans hystérectomie, ouvre un accès suffisant pour servir, dans des conditions déterminées, de voie *d'exploration, de drainage* ou *d'ablation*. Mais il est indispensable :

1º De préciser les limites anatomiques et les possibilités techniques de cette voie d'accès;

2º D'étudier les résultats de ces colpotomies, résultats variables suivant la nature des affections.

B. — L'incision du cul-de-sac postérieur, chez une femme adulte, d'organes sains, fournit une béance moyenne d'environ 5 centimètres ; la colpotomie antérieure, une voie un peu moindre. Mais en pratique, il y a lieu de tenir surtout compte des conditions individuelles ou pathologiques : dimensions et dilatabilité du vagin, saillie de la symphyse, abaissement facile ou adhérences de l'utérus, etc.

L'une ou l'autre colpotomie devient une précieuse voie *d'exploration*, surtout en présence de certaines tumeurs annexielles douloureuses et de diagnostic difficile. Avant l'hystérectomie vaginale, elle sera souvent utilisée avec avantage, à titre de confirmation dernière du diagnostic ; l'examen sous le chloroforme est d'ailleurs de nature à restreindre notablement ces premières applications.

C. — C'est surtout à titre de voie de *drainage* que la colpotomie est utile, et ici, nous entendons seulement la *colpotomie postérieure*. Nos recherches cadavériques viennent à l'appui des faits cliniques depuis longtemps établis, et, s'il est nécessaire que le rectum soit distendu pour que l'évacuation pelvienne soit complète, il n'est pas douteux que, sur le vivant, l'incision du cul-de-sac de Douglas ne soit encore le meilleur procédé de drainage pelvien. Ce drainage sera, du reste, ou non, *curateur*.

Il sera curateur et la colpotomie pourra suffire à la guérison définitive, lors de l'évacuation des collections à grands enkystements, des hématocèles non suppurées, des hématocèles suppurées, des pelvi-péritonites non cloisonnées, des gros abcès rétro-utérins.

L'incision simple par le vagin n'aura que la valeur d'une intervention d'urgence ou d'une opération préliminaire et d'attente, dans les pyo-salpinx ou dans les cellulites pelviennes suppurées à poches multiples.

D. — Comme voie d'*ablation*, la colpotomie, postérieure ou antérieure, n'a que des indications plus restreintes; elle est applicable à certaines tumeurs petites et peu adhérentes (petits fibromes utérins, tumeurs de l'ovaire, salpingo-ovarites), qui se « présentent bien » par le vagin; elle ne pourra servir aisément et sans danger à l'ablation de tumeurs d'un certain volume, que sous la réserve qu'elles soient aisément réductibles par incision (kystes, pyosalpinx, poches sanguines) ou par morcellement (fibromes, tumeurs solides).

E. — Dans les vagino-fixations, les résultats semblent

être le plus souvent durables, mais les procédés qui fixent l'utérus et surtout le fond de l'organe au vagin, nuisent grandement aux accouchements ultérieurs. L'hystéropexie bien faite, qui adosse largement la face antérieure de l'utérus à la paroi abdominale sans empiéter sur le fond, reste la méthode vraiment chirurgicale et vraiment bénigne.

Limitée à certaines indications bien nettes, la colpotomie est donc une bonne opération, simple, bénigne, sans cicatrice apparente, qui draine bien.

Mais elle ne saurait sans danger sortir de ces bornes relativement étroites, hors desquelles la laparotomie reste seule applicable.

BIBLIOGRAPHIE (1)

Aran. — *Maladies de l'utérus*, 1858.

Astruc. — *Traité clinique des maladies des femmes*, 1861.

Baudron. — Th. Paris, 1894.

Becquerel. — *Maladies de l'utérus*, 1859.

Bennet. — *On if of the uterus*, London, 1853.

Bernutz et **Goupil**. — *Arch. gén. de méd.*, 1857.

Blanc. — Th. Lyon, 1887.

Bonnecaze. — Th. Paris, 1890.

Bonnet. — Th. Lyon, 1894.

Bouilly. — De l'ouverture, par la voie vaginale, de collections purulentes salpingées et ovariennes. *Bull. Soc. chirurgie*, 1890.

Bouilly. — Indications et valeur de l'incision vaginale. *Congr. fr. de Chirurgie*, 1895.

Boulle. — Th. Paris, 1895.

Braithwaite. — Ablation des annexes par la voie vaginale. *The Lancet*, 1888.

Brickell. — *Amer. Journ. of the med. sc.*, 1887.

Broca. — Salpingite et abcès pelvien chez la femme. *Gaz. hebdom.*, 29 juin 1888.

Broca. — Suppurations pelviennes, du choix des méthodes opératoires. *Congrès français de Chirurgie*, 1893.

Byford. — *Ann. obstetric. New-York*, avril 1888. *Chicago med. Rec.*, 1892, p. 575. *American Journ. of Obstetrics*, mars 1892.

Callisen. — *Systema chirurgiæ hodierne*.

Camelot. — Th. Paris, 1895.

Camescasse. — Th. Paris, 1893.

Canu. — Th. Paris, 1896.

---

(1) Ne sont pas énumérés dan cette table tous les ouvrages cités dans le cours du texte.

Castaigne. — Th. Montpellier, 1890.

Championnière (L.). — Ovarites et salpingites. *Journ. de méd. et de chir. pratiques*, 1889.

Chaput. — *Soc. de Chirurgie*, 1873.

Chatelus. — Th. Lyon, 1895.

Chéron. — Pelvi-péritonite. *Revue méd.-chir. des maladies des femmes*, 1889.

Chéron. — Cellulite pelvienne. *Revue méd.-chir. des mal. des femmes*, janvier et mars 1900.

Cochez. — Th. Paris, 1892.

Condamin. — De la salpingo-ovariotripsie par la voie vaginale, dans les salpingo-ovarites enkystées. *Congr. fr. de Chirurgie*, 1894.

Condamin. — Du traitement par la voie vaginale des hématocèles et des grossesses extra-utérines. *Arch. de tocol. et gynéc.*, 1895.

Crochett. — Résultats de l'ablation des annexes malades. *Buffalo med. and surg. Journ.*, 1894.

Davis. — Ablation des annexes par la voie vaginale. *Boston med. and surg. Journ.*, 1876.

Delagenière. — Supériorité de la laparotomie sur l'hystérectomie vaginale dans les suppurations pelviennes. *Congrès de Chirurgie*, 1893.

Delbet. — *Traité des suppurations pelviennes*, Paris, 1891.

Demarquay. — *Gaz. des hôpit.*, 1857.

Denis. — Th. Montpellier, 1889.

Donnet. — Th. Paris, 1895.

Doyen. — 324 opérations sur l'utérus et les annexes. *Arch. provinc. de Chirurgie*, 1892.

Dupuytren. — *Leçons orales*, t. III, 1839.

Emmet. — *Pratique des maladies des femmes*, 1887.

Engelmann. — *Ann. of gyn. and. ped*, 1894.

Faure. — *Presse méd.*, 19 octobre 1897.

Fraipont. — Douze cas de grossesse après salpingo-ovarites. *Soc. méd.-chir. de Liège*, 1894.

Fritsch. — Traitement des abcès pelviens. *Congr. allem. de Gynécologie*, 1891.

Furstner. — *Berlin. klin. Woch.*, août 1880.

Gaillard Thomas. — *Amer. Journ. of med. Sc.*, avril 1870.

Gallard. — *Ann. de Gynécol.*, 1874.

Goodell. — Ablation des annexes par le vagin. *Arch. de tocologie*, 1876.

Goullioud. — Débridement vaginal des collections de la périmétrite chronique. *Congr. fr. de Chirurgie*, 1889.

Goullioud. — Débridement vaginal des collections pelviennes. Méth. du professeur Laroyenne. *Arch. de tocologie et de gynécol.*, 1891.

Goullioud. — Extirpation vaginale et unilatérale de petits pyosalpynx. *Congr. intern. de Gynéc. de Bruxelles*, 1892.

Goullioud. — Cas de grossesse chez des opérées pour salpingo-ovarites. *Congrès fr. de Chirurgie*, 1894.

Goullioud. — Suites éloignées des ablations d'annexes pour salpingo-ovarites. *Lyon médic.*, 1892.

Greig Smith. — *Chirurg. abd.* Trad. française par Vallin, Paris, Steinheil, 1895.

Grisolle. — *Arch. gén. de méd.*, 1839.

Hartmann. — *Ann. de gynéc. et d'obstétrique*, juillet 1897.

Hartmann. — *Sem. médic.*, 1898, nº 28.

Hegar et Kaltenbach. — *Traité de gynécol. opératoire*, 1885.

Isaac. — *De la grossesse consécutive au traitement conservateur dans les affections inflammatoires des annexes.* Th. Paris, 1895.

Jacobs. — *Bull. de la Soc. belge de gynécologie*, 15 août 1893.

Jaubert. — Th. Lyon, 1896.

Jullien. — De l'intervention, dans certains cas de suppurations pelviennes. *Arch. de tocol.*, 1892.

Kelly. — *Opérative Gynec.* New-York, 1898.

Labadie-Lagrave et Legueu. — *Traité médico-chirurgical de gynécologie.*

La Bonnardière. — Du traitement des collections pelviennes par l'élythrotomie postérieure et le drainage pelvien. *Ann. de gynéc.*, janvier 1896.

Landau. — *Centralb. für Gynäkol.*, 1892.

Landau. — Des abcès pelviens compliqués. *Congrès de Rome*, 1894.

Laroyenne. — De la périmétrite chronique compliquée d'un épanchement latent séreux ou hématique. *Lyon médic.*, février 1886.

Laroyenne. — De l'ablation par le vagin des annexes de l'utérus enkystées dans un foyer de pelvi-péritonite. *Ann. de gynéc.*, juillet 1896.

Laroyenne. — *Bull. de la Soc. de chirurgie*, 1890.

Lawson Tait. — *Traité des maladies des ovaires.*

Le Bec. — Suppurations pelviennes. *Gaz. méd. de Paris*, octobre 1892.

Le Bec. — Suppurations pelviennes; traitement. *France médic.*, décembre 1895.

Lebert. — Des suites éloignées de l'ovariotomie, voie vaginale. *Arch. de tocol.*, 1882.

Le Dentu. — Traitement des affections inflammatoires des annexes de l'utérus. *Gaz. des hôp.*, 1892.

Lejars. — Art. Colpotomie d'urgence, in *Traité de chirurgie d'urgence*, 2e édit., page 483.

Macquart-Moulin. — Th. Paris, 1892.

Manuclidès. — Th. Lyon, 1897.

Marchal de Calvi. — *Abcès phlegmoneux intra-pelviens*, Paris, 1846.

Martin. — Th. Paris, 1893.

Monod. — Sur le traitement des suppurations pelviennes par l'incision vaginale. *Soc. de chirurgie*, 1898.

Monprofit. — Th. Paris, 1888.

More Madden. — Maladies des trompes et leur traitement. *The Dublin Journ. of med. sciences*, 1892.

Nonat. — *Gaz. des hôpit.*, 1852.

Oui. — Thèse Lyon, 1894.

Péan. — Traitement des suppurations d'origine utérine. *Ann. de gynécol.*, 1890.

Peaslee. — *Edinb. med. J.*, 1855.

Pelletan. — *Gaz. méd. de Paris*, 1835.

Phocas. — L'incision vaginale dans les suppurations pelviennes. *Nord médic.*, 1898.

Pichevin. — Thèse Paris, 1889.

Pichevin. — *Congrès de Bruxelles*, 1892.

Pichevin. — Elytrotomie et cœliotomie vaginale. *Sem. méd.*, août 1895.

Picqué. — De la valeur de la colpotomie. *La Gynécologie*, nº 3.

Picqué. — *Revue génér. de clin. et de thérap.*, 1890.

Pinesse. — Th. Paris, 1894.

Polk. — La chirurgie conservatrice des organes pelviens de la femme. *Journ. de méd. de Paris*, 1894.

Pozzi. — *Traité de gynécologie.*

Prengrueber. — Pathologie et traitement des suppurations pelviennes. *Bull. méd.*, 4 mai 1893.

Reynier. — Th. Paris, 1876.

Reynier. — *Congrès de Rome*, 1894.

Richelot. — *Congrès de gynécol. et d'obstétrique*. Genève, 1896.

Rodriguez. — Th. Paris, 1895.

Rosenblat. — Th. Paris, 1896.

Rouffart. — Traitement des abcès pelviens. *Ann. de la Soc. belge de gynécologie*, juin 1894.

Routier. — *Congrès franç. de Chirurgie*, 1892.

Routier. — Traitement chirurg. de l'hématocèle péri-utérine. *Sem. méd.*, juin 1898.

Routier. — Etude sur les inflammations péri-utérines. *Soc. de chirurgie*, 14 novembre 1888.

Schrœder. — *Maladies des organes génitaux de la femme*, 1885.

Segond. — De l'hystérectomie vaginale dans le traitement des suppurations pelviennes. *Ann. de gynéc. et d'obstétr.*, 1891, et *Soc. de chirurgie*, 1891, 1892, 1894. *Congrès fr. de Chirurgie*, Paris, 1893.

Sims. — *Brit. med. Journ.*, 1887.

Smith — *The Lancet*, 1883.

Sutton. — Ablation des annexes par la voie vaginale. *Amer. Journ. of obstetrics*, 1888.

Synnephias. — Th. Paris, 1895.

Terrillon. — Traitement chirurgical des suppurations pelviennes de la femme. *Sem. méd.*, 4 août 1886.

Terrillon. — Ablation des annexes par la voie vaginale. *Progrès méd.*, 1888.

Vallas. — Traitement des suppurations pelviennes. *Prov. méd.*, 1891.

Valentin. — Th. Paris, 1893.

Vallin. — Th. Paris, 1887.

Vincberg. — *Medic. Record*, mars 1885.

Vuillet. — Technique du traitement des suppurations pelviennes par la ponction simple. *Congrès de Bruxelles*, 1892.

Vuillet. — Traitement des pyosalpingites et des collections du pelvis. *Congr. de Rome*, 1894.

Wiedow. — *Centralb. für Gynäk.*, 1895.

IMPRIMERIE A.-G. LEMALE, HAVRE

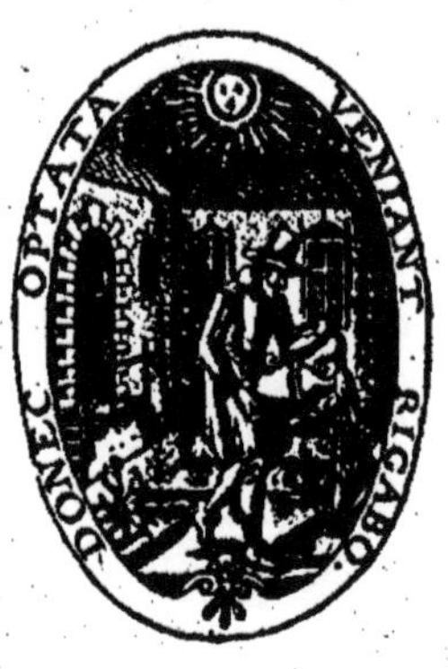

IMPRIMERIE A.-G. LEMALE, HAVRE